DE L'HYDROPISIE

DE POITRINE,

ET

DES PALPITATIONS DU COEUR.

A PARIS, DE L'IMPRIMERIE DE A. BELIN,
rue des Mathurins Saint-Jacques, nᵒ. 14.

DE L'HYDROPISIE DE POITRINE,

ET

DES PALPITATIONS DU COEUR,

PROMPTEMENT DISSIPÉES PAR LA DIGITALE POURPRÉE.

Par J. B. COMTE,

DOCTEUR en médecine, ex-Médecin des épidémies, membre des Sociétés de Médecine, des Sciences et Arts de Grenoble, Membre résidant de la Société de Médecine de Paris, Médecin du Dispensaire de salubrité de cette ville, et du Bureau de Charité du dixième Arrondissement..

...... Ea visa salus morientibus una.
GEORG. lib. III.

DEUXIÈME ÉDITION
CONSIDÉRABLEMENT AUGMENTÉE.

A PARIS,

Chez CROULLEBOIS, Libraire de la Société de Médecine, rue des Mathurins-S.-J., n°. 17;
Et chez l'AUTEUR, rue du Colombier, n°. 13, près la rue de Seine, faubourg Saint-Germain.

1822.

AVERTISSEMENT.

LA première édition de cet ouvrage a été épuisée
en moins de quatre mois : celle-ci, en lui donnant
beaucoup plus d'étendue et d'importance, recevra,
sans doute, un accueil aussi favorable. De nouvelles
observations sur l'Hydropisie de poitrine, et surtout
sur les Palpitations du cœur, recueillies avec une
scrupuleuse exactitude, et venant à l'appui des premières, ont donné lieu, relativement aux palpitations, à de nouvelles considérations et à une dis-
tinction plus particulière des variations et des nuances
diverses qu'on y observe.

Beaucoup de personnes, atteintes de Palpitations
du cœur, ont pu, d'après les tableaux que j'ai tracés
en premier lieu, se rendre compte de leur état, et
employer avec succès le traitement qui y est indiqué ; mais beaucoup d'autres ont pu aussi ne pas s'y
reconnaître, et n'en retirer qu'un bien faible avantage, dans quelques cas de cette maladie qui n'a-
vaient pas été suffisamment développés. On trouvera dans cette nouvelle édition l'exposition de
toutes les causes diverses, et des caractères différens des palpitations et d'autres affections analogues
du cœur, ainsi que les modifications qu'elles exigent dans le traitement et dans le régime. Chaque
malade pourra y reconnaître, soit d'après l'exposé
des signes et des symptômes, soit dans les nouvelles observations qui y sont consignées, la nature des souffrances et des accidens qu'il éprouve :
il pourra, au défaut d'un médecin, se diriger lui-

même dans beaucoup de cas qui paraissent même alarmans. Mais je ne donne point cet ouvrage comme un guide infaillible dans toutes les mains et pour tous les cas. En voulant mettre la médecine à la portée de tout le monde, on a fait à la société plus de mal que de bien. Chaque personne peut, sans doute, et doit même être son propre médecin, pour éviter les maladies, par un régime convenable à sa constitution et à son tempérament, par l'emploi des moyens simples que la nature elle-même, ou une expérience acquise, nous indiquent dans beaucoup d'indispositions : les animaux, à cet égard, peuvent nous servir de modèles. Mais les personnes qui, d'après les livres de médecine, veulent se traiter elles-mêmes d'une maladie plus ou moins grave, ne peuvent que s'exposer à en être les victimes.

L'utilité de cet ouvrage pour le public, dans des cas graves relativement aux maladies qui en font le sujet, doit donc se borner à mettre les malades à même de bien rendre compte de ce qu'ils ressentent, afin que, par un exposé fidèle des diverses sensations qu'ils éprouvent, le médecin ne soit pas induit en erreur. Il aura aussi l'avantage de mettre les jeunes médecins sur la voie d'une exploration et d'une appréciation exactes des nuances diverses de ces affections, qui, se manifestant sous la même forme et sous les mêmes apparences, offrent néanmoins des différences tellement importantes que la méprise pourrait être très-funeste.

Puisse mon travail être de plus en plus utile à l'humanité souffrante ! avoir bien mérité d'elle, est le titre le plus cher aux médecins.

L'HYDROPISIE DE POITRINE,

ET

DES PALPITATIONS DU CŒUR.

CONSIDÉRATIONS PRÉLIMINAIRES.

La médecine a pour objet les plus chers intérêts de la société, c'est-à-dire, la conservation de tous les êtres qui la composent ; c'est donc un devoir pour les médecins de publier le résultat de leur pratique et de leur expérience, lorsqu'il peut fournir quelque nouveau moyen de contribuer à cette conservation.

C'est pour payer mon tribut à la société, que je mets au jour ce travail sur les hydropisies de poitrine et sur les palpitations du cœur simulant l'anévrisme de cet organe, ainsi que sur une nouvelle manière, aussi prompte qu'efficace, de dissiper ces deux maladies, lorsqu'elles ne tiennent pas à des causes qui soient hors de la portée de toutes les ressources de l'art. Déjà quelques-unes de mes observations à ce sujet ont été publiées dans le *Recueil* ou *Journal général de la Société de médecine de Paris*, tomes 65 et 68. En les joignant ici à plusieurs autres de la même nature, que la pratique m'a également fournies, elles formeront un travail plus complet, qui tendra à accréditer davantage l'emploi d'un remède précieux contre des maladies dont les unes deviennent nécessairement mortelles, si elles ne sont pas bien traitées, et les autres toujours extrêmement pénibles, si même elles ne tendent pas à une issue funeste.

Comme j'écris principalement pour la science, par conséquent pour ceux qui la cultivent, et dont j'ambitionne les suffrages, je leur offrirai l'exposé de quelques autopsies cadavériques à l'appui de ce que j'avance sur certains phénomènes relatifs aux épanchemens dans la poitrine, et aux autres lésions graves des organes de cette cavité. Les cas de mort qui ont donné lieu à ces autopsies, ne seront pas des preuves de non-réussite de la digitale, puisque, de tous les malades dont les corps ont été ouverts, un seul avait commencé à en faire usage avec succès, et que, malheureusement pour lui, il ne l'avait pas continué. Chez les autres, le désordre dans les organes était arrivé à un tel point, comme on le verra, quand j'en fus chargé, qu'il ne pouvait y avoir aucun espoir de guérison.

Depuis plusieurs années la digitale pourprée a été employée contre l'hydropisie en général ; et , dans ces derniers temps , quelques médecins l'ont administrée plus particulièrement contre l'hydropisie de poitrine. Mais ces faits ne sont pas encore assez généralement répandus pour donner à cette plante toute la confiance qu'elle mérite ; puisque c'est d'après les observations que j'avais présentées à la Société de médecine de Paris sur son efficacité contre l'hydrothorax , que quelques médecins, très-instruits d'ailleurs , l'ont employée avec le même succès contre cette maladie.

Quoique plusieurs médecins de diverses contrées eussent déjà reconnu dans la digitale pourprée la propriété d'affaiblir les mouvemens de la circulation , propriété contestée et même interprétée dans un sens inverse par d'autres médecins, en plus petit nombre , à la vérité, il n'existe que très-peu d'observations sur l'emploi de cette plante contre les palpitations pénibles et opiniâtres du cœur , qu'elle dissipe plus ou moins promptement , lorsqu'elles ne dépendent point d'une lésion essentielle de cet organe ; dans ce dernier cas même, c'est-à-dire, dans des anévrismes menaçant d'une terminaison prompte et funeste, elle en ralentit la marche, calme ses accidens, et prolonge plus ou moins l'existence. Les observations que j'ai déjà données, sont des premières publiées à ce sujet, et des faits très-positifs, ainsi que celles que je rapporterai encore (1).

―――――――――――――――――

(1) Dans l'article *digitale,* du *Dictionnaire des Sciences médicales*, tome 9, en date de 1814, la propriété attribuée à cette plante de ralentir les mouvemens de la circulation, d'après un assez grand nombre d'auteurs cités, lui est contestée, et on ne lui prête au contraire que celle, selon quelques autres, d'augmenter ces mouvemens. Il n'y est question que des essais qu'on en a faits avec plus ou moins de succès contre l'hydropisie, la phthisie, le catarrhe pulmonaire, le scrofule, etc.; quoique M. Brera, professeur à l'Université de Padoue, l'eût indiquée contre les palpitations, en traitant de la sténocardie, ou angine de poitrine (*Journal général de la Société de médecine de Paris*, tome 42, 1811), et que M. Carron, d'Annecy, eût fait connaître ses observations sur l'avantage qu'il en avait obtenu pour calmer les accidens dans les anévrismes (*Même Journal*, tome 47, 1813.)

Dans l'article *palpitations*, du même dictionnaire, tome 39, 1819, il n'est pas même question de la digitale comme moyen curatif, quoique MM. Brera et Carron en eussent déjà parlé, et que des observations de M. Bard, médecin de l'hospice civil de Beaune, sur les bons effets de cette plante contre les affections organiques du cœur, eussent été insérées, en 1818, dans le tome 65 du *Journal général de la Société de médecine de Paris ;* époque à laquelle j'avais adressé à cette même Société de nouveaux faits sur les succès de la digitale pourprée dans l'hydrotho-

Je ne prétends point vanter la digitale pourprée comme un remède spécifique et infaillible
dans tous les cas ; je l'ai vue échouer souvent
dans des circonstances où d'autres remèdes n'a-
vaient pas plus de succès. Ces cas sont toujours
trop fréquens, et il n'est pas donné de tout guérir.
Mais il suffit que ce remède ait réussi dans beaucoup d'occasions où d'autres n'avaient produit
aucun effet ; qu'il ait souvent dissipé, en très-
peu de jours, soit des hydropisies de poitrine
accompagnées d'enflure générale, et avec im-
minence de suffocation, soit des palpitations du
cœur graves et alarmantes ; ou même, qu'il n'ait
fait que calmer les souffrances, et ralentir la
marche d'une maladie mortelle d'ailleurs, tel

---

rax et les palpitations du cœur. Celles de ces observations
qui concernent l'hydropisie de poitrine, furent seules im-
primées dans le même tome 65 ; et les autres, relatives
aux palpitations du cœur, ne l'ont été que dans le tome 68,
1819.

Les moyens de guérison indiqués dans cet article *palpitations*, du dictionnaire, se bornent à la saignée, qui ne
peut véritablement guérir que les palpitations qui ne
tiennent qu'à une accumulation, à un embarras du sang
dans le cœur et les gros vaisseaux, pouvant aussi être nuisibles dans d'autres cas ; et à l'usage des remèdes calmans,
antispasmodiques ordinaires, qui sont souvent très-insuf-
fisans et même nuls, comme je le prouverai par la suite.

que l'anévrisme, pour qu'il mérite de fixer l'attention générale. Il est aussi quelques circonstances particulières, soit par le fait du tempérament, soit par des complications ou des nuances diverses de la maladie, qui rendent nul l'emploi de la digitale, et qui peuvent faire prévaloir celui d'autres remèdes : c'est aux médecins à apprécier ces particularités. Au reste, on peut être sûr que, lorsque la digitale pourprée doit produire un bon effet, il se fait très-rarement attendre plusieurs jours; que très-souvent même les malades commencent à en éprouver un véritable soulagement dès les premières doses : de sorte que, lorsque je n'en ai aperçu aucun effet favorable au bout de six à huit jours, j'en ai ordinairement discontinué l'usage, plutôt comme n'en devant rien attendre, que par rapport aux accidens qui pouvaient en résulter. Les seuls inconvéniens que je lui aie vu occasioner, sont quelques étourdissemens, quelques vertiges ou des pesanteurs de tête, qui peuvent faire mettre quelque intervalle dans son administration; mais qui, dans tous les cas, se dissipent bientôt, même en continuant et augmentant progressivement les doses du remède.

La digitale pourprée est un remède d'autant plus précieux, qu'avant que l'on en fît usage contre les hydropisies, de poitrine surtout, on ne pouvait compter sur aucun de ceux connus sous le nom de *diurétiques*. Cette classe de médicamens a toujours été très-infidèle en général, soit par la faiblesse ou la nullité de la vertu de quelques-uns, quoique vantés, soit parce que l'on ne cherchait pas assez à découvrir la véritable nature des causes diverses qui pouvaient mettre obstacle à l'écoulement des urines, et qui exigeaient des diurétiques doux, calmans, antispasmodiques, ou bien stimulans et actifs, ou enfin une certaine association des uns et des autres. Parmi tous ces remèdes, l'oignon de scille est peut-être celui dont les diverses préparations produisent le plus d'effet; mais combien de fois n'en obtiennent-elles aucun! sans compter que cette substance âcre fatigue, irrite très-souvent l'estomac; ce qui me l'a fait abandonner plusieurs fois, soit que je la donnasse seule, ou que je l'eusse associée à d'autres substances, même à la digitale, et je voyais alors celle-ci agir avec succès.

Ce que je viens de dire de l'infidélité des remèdes diurétiques en général, relativement à l'hydropisie de poitrine, doit s'appliquer à celle du bas-ventre, ou ascite. Cette maladie éludait trop souvent l'action des remèdes les plus recommandés pour activer l'écoulement des urines; et la paracenthèse ou ponction du bas-ventre, devenait fréquemment la seule ressource pour dissiper l'épanchement, avec la nécessité d'y recourir plus ou moins de fois, en cas de récidives ordinairement trop fréquentes.

M. le docteur Demangeon adressa, en 1805, à la Société de médecine de Paris, un mémoire sur un nouveau remède propre à dissiper assez promptement ces hydropisies du bas-ventre (*Recueil de la Société de médecine*, tome 26). C'était une combinaison de muriate mercuriel doux et de la scille, avec du sucre. D'après cet aperçu, j'adressai aussi à la même société, en 1811, des observations sur l'efficacité de ce remède, lesquelles ne furent insérées que dans le tome 62 du même recueil.

Je ne considère dans cet écrit les propriétés de la digitale contre les hydropisies, que relativement à celles de la poitrine; parce que, depuis la connaissance acquise des succès obtenus par la combinaison de la scille, du muriate mercuriel doux et du sucre contre l'hydropisie du bas-ventre, je m'en suis tenu à ce dernier moyen dans cette maladie (1), pour laquelle j'ai employé

____

(1) Lorsque le ventre est extrêmement distendu par la sérosité, que les malades sont faibles et délicats, il vaut mieux en venir de suite à la ponction qui les débarrasse promptement, que de les soumettre aux diurétiques,

et vu employer plusieurs fois, inutilement ou avec très-peu d'avantage, les diverses préparations de la digitale ; et que celle-ci, au contraire, m'ayant ordinairement réussi contre l'hydrothorax, lorsque le premier moyen et plusieurs autres ne produisaient que peu ou point d'effet, je m'en suis tenu aussi à l'usage de cette plante dans l'hydropisie de poitrine.

Les médecins concevront que, dans l'ascite, l'action du muriate mercuriel doux et de la scille combinés, est plus propre à évacuer directement les sérosités accumulées, soit par les urines, soit par les selles : ce remède occasionant ordinairement une plus grande activité dans les fonctions intestinales, et une certaine oscillation dans les viscères du bas-ventre ; tandis que, dans l'hydrothorax, les sérosités ne sont guères susceptibles d'évacuation que par les urines.

Je laisse le champ libre aux conjectures et aux discussions théoriques, pour expliquer les deux actions différentes et simultanées de la digitale, soit comme activant l'absorption, soit comme sédative, et ralentissant les mouvemens

---

même au mélange du muriate mercuriel doux et de la scille, lequel agissant par les selles et par les urines, peut affaiblir et fatiguer les malades, avant que ce remède ait eu le temps d'évacuer toute l'eau contenue.

du cœur et des artères : la médecine est plutôt fondée sur les faits que sur les explications. Il suffit de dire et de prouver que la digitale pourprée guérit la plupart des hydropisies de poitrine, en augmentant la quantité des urines; et, d'un autre côté, qu'elle apaise les mouvemens désordonnés du cœur, et dissipe les palpitations. Ce sont là les deux propriétés que je lui ai trouvées, comme la plupart des auteurs qui ont écrit sur cette plante; quoique quelques autres, en lui accordant la première, lui aient refusé la seconde, et lui aient attribué au contraire, je ne sais comment, celle d'augmenter la vélocité du pouls; ce qui, du reste, peut arriver dans des circonstances particulières et indépendamment de l'action de la digitale : car, qui pourrait nombrer toutes les nuances diverses, toutes les bizarreries auxquelles notre économie est sujette, soit dans l'état de santé, soit, et plus particulièrement, dans l'état de maladie, et sous l'influence des substances médicamenteuses et même alimentaires ?

On reconnaît dans d'autres substances deux manières d'agir, également différentes et simultanées : l'opium calme l'irritabilité nerveuse, en même temps qu'il active la circulation dans les vaisseaux capillaires et amène la transpiration. Le camphre, que mal à propos l'on a donné trop communément comme stimulant proprement dit, calme aussi l'irritation par une propriété sédative, et fait transpirer par une action soudaine et passagère, qui, en activant momentanément les vaisseaux cutanés, ne laisse bientôt qu'une impression d'atonie dans le système; ou plutôt, c'est en dissipant l'état de spasme de ces vaisseaux cutanés, qui suspend la perspiration, qu'il augmente celle-ci; ce que l'on peut dire également de la manière d'agir de l'opium relativement à la transpiration qu'il produit; de sorte que les deux actions simultanées et en apparence opposées de ces deux substances peuvent s'expliquer par une seule d'elles. On pourrait dire aussi que la digitale pourprée favorise l'absorption, et augmente l'excrétion urinaire par sa qualité sédative, en dissipant un état d'irritation ou de spasme qui entravait ces fonctions; mais cette propriété sédative, dans toutes les autres substances qui la possèdent, est bien loin de favoriser de la même manière l'excrétion des urines. Si l'on disait encore que la digitale calme les mouvemens désordonnés du cœur, par l'absorption d'un épanchement séreux qui gênait l'action de cet organe, je répondrais qu'en effet elle agit ainsi dans l'hydropisie du péricarde et celle de la cavité gauche de la poitrine, qui sont toujours accompagnées de palpitations; mais aussi, qu'elle dissipe cette dernière affection dans des cas où il n'y a aucun soupçon d'épanchement dans ces cavités, et sans augmentation de la quantité des urines. Ainsi les deux propriétés différentes de la digitale pourraient, comme celles de l'opium et du camphre surtout, se réduire à sa qualité sédative ou calmante; mais cette dernière qualité, sous le rapport diurétique, n'appartient, pour ainsi dire, spécifiquement qu'à la digitale pourprée, du moins jusqu'à présent. Elle jouit plus éminemment que toutes les autres substances sédatives connues, de la propriété de calmer l'irritabilité du cœur et des artères, sans faire craindre les suites funestes qui peuvent résulter de l'emploi de quelques unes proclamées comme de puissans sédatifs, telle que l'eau distillée du laurier-cerise d'abord, puis l'acide prussique ou hydro-cyanique, qui doivent l'un et l'autre leur propriété au même principe, le cyanogène. Malgré un assez grand nombre d'essais avantageux que des médecins recommandables paraissent en avoir fait, surtout de l'acide hydro-cyanique, tout récemment, contre des maladies où prédominait l'irritabilité nerveuse, ces deux substances ne peuvent être considérées jusqu'à présent que comme des poisons très-violens et très-prompts, même à la

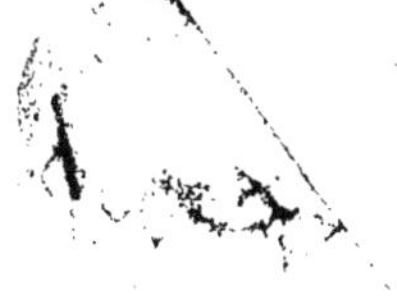

plus petite dose, dans le principe qui les constitue; ou comme des remèdes très-infidèles dans leurs diverses préparations, dont la meilleure n'est point encore déterminée d'une manière précise pour l'acide hydro-cyanique : de sorte qu'elles ne sont toutes les deux, même d'après le jugement qui en a été porté dans le dictionnaire des sciences médicales, que des moyens peu sûrs, toujours dangereux, dont les bons effets ne seront peut-être pas de long-temps signalés d'une manière certaine, et qu'enfin il vaudrait beaucoup mieux ne pas connaître du tout, à cause de l'emploi criminel que l'on peut en faire malheureusement avec trop de facilité, et qui est très-difficile à constater par ses traces sur les organes.

La digitale pourprée étant elle-même une plante vénéneuse, ne doit pas être employée inconsidérément; mais sa meilleure préparation se trouve être la plus simple, la plus naturelle, celle qui peut en faire déterminer les doses avec le plus de précision, et qui ne consiste qu'à réduire ses feuilles en poudre. Les accidens qu'elle peut occasioner ne deviennent guère sérieux, et sont d'ailleurs très-faciles à prévenir, ainsi que je l'ai déjà dit, et comme le prouveront les observations que je rapporterai, premièrement sur l'hydropisie de poitrine, et ensuite sur les

palpitations du cœur, après avoir exposé successivement quelques généralités sur la nature, les
causes et les signes de ces deux maladies.

PREMIÈRE PARTIE.

DE L'HYDROTHORAX,

OU

HYDROPISIE DE POITRINE.

Les hydropisies de poitrine sont des maladies fréquentes pour tous les âges et dans toutes les conditions; sans doute elles sont plus multipliées de nos jours, par la plus grande fréquence et la plus grande intensité des causes qui peuvent les produire, tels que les écarts dans le régime, les vêtemens légers chez les femmes, l'exposition brusque à une température froide et humide, lorsque le corps se trouve dans un état de chaleur ou de transpiration, comme en sortant des bals, des spectacles, etc.; les affections catarrhales ou rhumes, qui, étant très-communément le résultat des causes précédentes, portént un trouble plus ou moins notable dans l'exhalation pulmonaire, et mettent obstacle à l'absorption des fluides exhalés; les fréquens accès d'asthme, les affections morales brusques, violentes ou tristés et prolongées, qui, en troublant l'exercice de la sensibilité des organes précordiaux, tendent à rompre l'équilibre de leurs fonctions, et favorisent les stases dans les vaisseaux sanguins ou lymphatiques; enfin toutes les causes qui peuvent donner lieu à l'hydropisie en général, surtout l'état cachectique du corps, l'habitation dans des lieux bas, humides, obscurs, avec la privation ou l'insuffisance d'une nourriture réparatrice et suffisamment tonique.

Deux variétés de la maladie.

La formation des hydropisies de poitrine par l'effet des causes précédentes constitue l'hydro-thorax instantané, spontané ou primitif, quoique toujours subordonné à une lésion première des organes.

D'autres fois cette maladie survient à la suite des lésions essentielles, aiguës ou chroniques des organes contenus dans la poitrine, ou de ceux de la capacité abdominale qui les avoisinent, tel que le foie surtout, et c'est alors un hydrothorax consécutif. Ce dernier, subordonné à des affections graves, souvent mortelles, en forme une complication terrible qui fait périr les malades avant que la maladie primitive pût avoir cette issue funeste, si elle n'était pas susceptible de guérison. Dans cette circonstance, l'écoulement des fluides qui forment l'épanchement, opéré soit par les urines, soit par une ouverture ou ponction pratiquée dans les intervalles intercostaux, donne du répit aux malades, prolonge plus ou moins leur existence, et les laisse toujours, ou trop fréquemment, en proie à la destruction, par l'état de macération et de désorganisation des viscères contenus dans la poitrine.

La première variété de l'hydrothorax est celle qui présente le plus de chances de guérison; elle cède quelquefois en très-peu de temps et comme par miracle, à l'emploi de la digitale pourprée. C'est dans cette circonstance, comme dans plusieurs autres, que la médecine triomphe complètement; que le médecin est satisfait, autant que les assistans sont étonnés de voir un malade, enflé considérablement de tout le corps, et au moment d'être suffoqué, respirer plus facilement dans l'intervalle de quelques heures, et parfaitement guéri au bout de quelques jours.

Variétés et complications dans le siége de la maladie.

Dans l'hydropisie de poitrine, l'épanchement peut n'exister que dans les cavités latérales de cette partie, ou seulement dans l'une d'elles. Les poumons, ou l'un d'eux, sont alors immé-

diatement entourés du liquide à une plus ou
moins grande hauteur ; ou ce liquide n'est épan-
ché que dans les espaces que les deux plèvres
laissent antérieurement et postérieurement, en
s'adossant pour former le médiastin ou la cloi-
son membraneuse qui sépare la poitrine en deux
parties.

L'épanchement peut encore n'avoir lieu que
dans le péricarde ou poche membraneuse qui
renferme le cœur, comme il peut exister en
même temps dans cette poche et dans les autres
cavités.

Le tissu pulmonaire peut aussi être le siége
d'un épanchement dans les cellules dont il est
parsemé ; ce qui constitue l'œdème des poumons :
il peut exister d'abord isolément, mais il se propage bientôt dans les cavités.

Assez fréquemment l'hydropisie de poitrine se
joint à celle du bas-ventre ; alors il est à craindre
que l'une ou l'autre, ou toutes les deux ne tiennent à une lésion plus ou moins profonde de
quelques organes, ce qui les rend plus redou-
tables. On peut voir l'une se dissiper, et laisser
l'autre suivre une marche funeste ; on peut aussi
les voir toutes deux céder à un traitement convenable.

Nature des liquides épanchés.

Les liquides épanchés dans la poitrine sont, comme ceux qui forment des collections dans le bas-ventre, séreux ou lymphatiques, plus ou moins clairs, presque incolores ou troubles, jaunâtres, verdâtres, contenant des flocons albumineux ; sanieux, ou plus ou moins purulens, selon la simplicité ou la gravité de la cause qui a donné lieu à leur extravasion, et selon le temps qu'ils ont séjourné dans les cavités ; ce qui doit rassurer ou faire craindre relativement à l'issue de la maladie.

Signes et symptômes de l'hydropisie de poitrine.

Ils se manifestent lentement, ou d'une manière plus ou moins brusque, selon la marche et l'intensité des lésions qui produisent l'épanchement. Quelques uns de ces signes, tels que la gêne de la respiration, une toux sèche et peu forte en général, l'irrégularité du pouls, constante quand l'épanchement a lieu dans la cavité gauche ou dans le péricarde, sont communs à d'autres affections de la poitrine et même du ventre. Dans l'asthme, par exemple, comme dans l'hydrothorax assez avancé, cette gêne de la respiration augmente souvent rapidement dans le lit, réveille les malades en sursaut, les oblige de se mettre sur leur séant, ou de se lever pour respirer plus librement, et même d'ouvrir leurs fenêtres, pour avoir une plus grande masse d'air. De sorte que les divers signes appartenant à l'hydropisie de poitrine, pris isolément, n'ont qu'une signification extrêmement douteuse ; mais il est un ensemble de plusieurs de ces signes, qui porte une conviction certaine. Ainsi, une gêne quelconque de la respiration augmentant par la marche, surtout en montant un plan incliné ou un escalier; la difficulté de rester couché dans le lit la tête basse, et le besoin de la tenir relevée ainsi que le tronc par des oreillers; en même temps la bouffissure ou l'enflure de la main ou du poignet, ou de l'avant-bras seulement, d'un seul côté ou des deux ; ou seulement encore l'enflure des pieds ou autour des malléoles, sans apparence d'autre maladie des organes de la poitrine ou du ventre, et même dans plusieurs cas de cette dernière circonstance, ces divers symptômes offrent déjà un degré de certitude. Mais, si avec cet ensemble de signes et la percussion (coups légers et secs donnés sur les divers points de la surface thorachique avec les doigts réunis), une portion de cette surface, et communément les parties inférieures, ainsi frappées, ne font entendre qu'un son mat et nullement résonnant, on peut affirmer qu'il y a un épanchement dans toute l'étendue de la cavité qui n'a présenté qu'un semblable son mat.

Il est quelques autres circonstances, telles que celles de la simple infiltration ou œdématie des poumons peu avancée, et des adhérences assez étendues entre la plèvre costale et la membrane pulmonaire, qui peuvent en imposer, et rendre le son plus ou moins mat; mais, dans tous les cas, lorsque la gêne de la respiration, comme je viens de la décrire, se joint à l'enflure d'une partie ou de la totalité des extrémités supérieures ou inférieures, et, à plus forte raison, de toutes ces extrémités ensemble, on est assez en droit de soupçonner l'hydropisie de poitrine, pour en entreprendre le traitement. Il arrive quelquefois que cette œdématie dans les extrémités n'existe point, surtout dans le début de l'épanchement, et lorsqu'il se fait plus lentement. Le pronostic est alors plus incertain ; mais le tact et l'habitude du médecin peuvent suppléer à quelques-uns des signes caractéristiques ; et il est bien rare que dans un épanchement un peu considérable, il n'y ait pas, avec la gêne de la respiration décrite plus haut, ou de l'œdématie aux extrémités, ou un son mat par la percussion. D'un autre côté, le traitement de l'hydrothorax par la digitale ou par d'autres diurétiques, est assez innocent en lui-même, pour qu'on puisse l'employer dans des cas douteux ; et son effet , nul ou avantageux au bout d'un certain temps, fournit des données ultérieures.

Outre les signes ci-dessus, lorsque la collection des fluides est assez considérable, le visage est d'une couleur pâle ou plombée, les joues sont plus ou moins pendantes, les paupières bouffies, avant que l'enflure gagne les autres parties; la voix, ordinairement enrouée, devient plus faible à mesure que l'affection fait des progrès; les malades crachent fréquemment des viscosités séreuses, et éprouvent des vomissemens de la même nature. Ils ressentent une pesanteur au bas ou vers le haut de la poitrine, selon qu'ils sont debout, assis ou couchés, et même une sensation de fluctuation, par les mouvemens qu'ils font, dans les cavités où l'épanchement a lieu. Dans le début de l'épanchement, ils n'éprouvent encore qu'un sentiment d'inquiétude, d'anxiété, de malaise, dans les différentes positions qu'ils prennent, et qu'ils sont portés à changer fréquemment. Les urines sont ordinairement rares, rouges, et déposent un sédiment briqueté.

Il n'y a pas essentiellement de fièvre, à moins qu'une inflammation lente ou aiguë n'accompagne la maladie. Le pouls, plus ou moins inégal, est plus irrégulier, intermittent, lorsque la cavité gauche et le péricarde sont le siége de l'épanchement, comme nous l'avons observé.

Lorsque l'épanchement occupe la totalité ou la plus grande partie des cavités de la poitrine, tous les signes acquièrent une grande intensité : l'enflure de tout le corps est quelquefois très-considérable ; le visage est bouffi, plombé ou livide ; les yeux sont saillans et ternes, ou plus ou moins injectés ; les malades, haletans et menacés à chaque instant d'être suffoqués. Dans l'impossibilité de rester dans leur lit, ou n'y pouvant passer que quelques instans, ils sont obligés de se tenir, la nuit comme le jour, assis sur des siéges élevés autant que possible, la tête et le tronc penchés en avant. Le sommeil est nul ou extrêmement pénible, avec des réveils en sursaut et des songes souvent effrayans. On a donné comme signe plus particulier de l'hydropéricarde (hydropisie de l'enveloppe du cœur), la forte inclinaison de la tête et du tronc sur le bassin ; mais ce signe appartient également, plus ou moins, aux épanchemens des autres cavités. Dans l'hydropéricarde, les malades éprouvent plus particulièrement des défaillances, une disposition fréquente à la syncope, des palpitations, et une certaine sensation qu'ils expriment en disant qu'ils se sentent le *cœur noyé :* expression bien vraie dans ce cas, mais assez ordinaire à d'autres malades qui n'offrent aucun signe d'une hydropisie quelconque de la poitrine.

On aperçoit encore très-communément, dans le cas où les liquides remplissent une des cavités de la poitrine, les parois de cette cavité bomber plus ou moins, et présenter quelquefois un renflement très-sensible de ce côté, comparativement à l'autre.

Signes fautifs, absence quelquefois des signes caractéristiques de l'hydropisie de poitrine.

Si les maladies offrent ordinairement des signes plus ou moins positifs, qui dirigent les médecins dans leur étude et leur traitement, il arrive quelquefois que ces lumières leur manquent, ou qu'elles sont tellement incertaines, que les gens de l'art sont réduits à n'agir que par exploration, s'ils sont prudens, ou qu'ils se trompent d'une manière plus ou moins funeste. La marche des maladies d'une même nature n'est pas toujours uniforme chez les différens individus, et souvent chez les mêmes, dans des temps différens ; ce qui, avec les complications si variées qui les accompagnent presque toujours, fait de la médecine une science difficile à approfondir, et exige du médecin beaucoup d'habitude et de réflexion. Quelquefois

les hydropisies de poitrine sont déjà assez avan--
cées, sans présenter d'autres symptômes qu'un
sentiment de malaise et de gêne, dont le malade
ne peut guère rendre compte ; qu'une toux qui
fait croire qu'ils sont simplement enrhumés ; que
des envies de vomir, avec la sensation d'un poids
sur l'estomac, et la langue plus ou moins char-
gée, qui simulent un simple embarras gastrique,
un foyer glaireux ou bilieux.

Première Observation.

Lorsque je commençai à m'occuper plus particulièrement de cette maladie, je donnais des
soins à une dame, en l'absence de son médecin
ordinaire. Elle se plaignait de ce malaise, de
cette inquiétude, de ce poids sur l'estomac dont
je viens de parler, et de nausées fréquentes,
avec la langue d'une couleur blanc jaunâtre,
et défaut d'appétit. Je prescrivis l'ipécacuanha, qui lui fit vomir assez abondamment des
flegmes ou des sérosités visqueuses. Elle se
trouva soulagée, plus gaie et mangeant avec
plus de plaisir. Mais bientôt les mêmes incommodités se firent ressentir. Son médecin étant de
retour, nous l'examinâmes plus attentivement,
et elle rendit mieux compte de tout ce qu'elle
éprouvait. Son malaise, son inquiétude étaient

plus considérables dans le lit ; elle avoua qu'elle sentait de la gêne dans la respiration en marchant un peu vite, et en montant des escaliers. Nous percutâmes la poitrine, et nous trouvâmes un son assez mat dans la partie inférieure du côté droit. Elle fut mise à l'usage des pilules de digitale pourprée, qui, dans l'espace de dix à douze jours, la débarrassèrent entièrement de tous les accidens qu'elle avait éprouvés.

IIe. Observation.

Autopsie.

M. Ricard, premier préfet de l'Isère, doué d'une bonne constitution, éprouva les mêmes incommodités que la malade précédente avait d'abord ressenties. Son médecin le fit vomir avec l'ipécacuanha dont l'effet fut suivi d'accidens plus graves, telles que des angoisses, des anxiétés, et le malade mourut au bout de peu de jours. L'étonnement que produisit cette mort qu'aucune cause grave de maladie ne pouvait faire prévoir, donna lieu à l'ouverture du corps, à laquelle nous fûmes invités d'assister, au nombre de cinq ou six médecins. Nous trouvâmes un épanchement de sérosité assez limpide, qui remplissait à peu près le tiers inférieur des deux cavités latérales de la poitrine, et une rougeur assez forte sur la plèvre et la membrane pulmonaire, sans autre lésion évidente des organes de la poitrine, du bas-ventre et du cerveau. Cet épanchement parut s'être formé promptement, ce qui ne permit pas au jeu des poumons de s'y habituer, comme cela arrive lorsqu'il ne se forme que peu à peu ; et vraisemblablement l'irritation, produite par les efforts de vomissement, contribua-t-elle à rendre les accidens plus graves et promptement mortels.

Si trop souvent la mort survient à la suite d'indispositions présumées légères, ou par le plus petit dérangement dans la symétrie de quelques uns de nos organes, on est aussi quelquefois étonné de voir la vie résister pendant long-temps à des causes graves de destruction, et se maintenir encore au milieu du désordre et de la désorganisation complète des parties les plus essentielles de notre économie : c'est lorsque ce désordre et cette désorganisation n'ont eu qu'une marche lente, et que la vitalité des organes ne s'est éteinte que par gradation.

Par un effet de cette habitude de la vitalité et du jeu des organes à s'accommoder aux désordres qui les entravent, il arrive fréquemment que ces désordres et des lésions profondes de ces organes parviennent à leur dernière période d'accroissement, sans avoir fourni des signes positifs et même bien sensibles de leur existence. Ainsi, des épanchemens considérables de sérosité ou de matière purulente peuvent exister dans les différentes cavités de la poitrine, dans le péricarde, avec altération profonde des poumons et du cœur, sans que ni la gêne de la respiration, ni la toux, ni l'irrégularité du pouls aient pu faire présumer de semblables désastres.

IIIe. OBSERVATION.

Autopsie.

Lorsque je faisais, dans l'hiver de 1814, une partie du service médical dans l'hôpital militaire de Grenoble, qui fut encombré de malades fournis par la garnison et par les troupes qui s'opposaient à l'approche des alliés (1), le nommé

---

(1) J'adressai à la Société de médecine de Paris un mémoire qui a été inséré dans son Journal général, tome 5o, sur la maladie épidémique (fièvre typhode adynamique) qui régna alors dans cet hôpital, comme elle venait d'avoir lieu dans ceux de Mayence, de Dresde, de Leipsick, etc., où elle fit tant de ravages. Elle nous présenta à mes confrères et à moi, entre autres symptômes graves, une roideur tétanique, dont la cause paraissait être particulièrement une inflammation de la moelle allongée et épinière, qui fut constatée par l'autopsie d'un

Vaurillon fut amené des autres salles dans les miennes, dans un état de dépérissement absolu : maigreur extrême, fièvre habituelle, pouls régulier, point de gêne sensible de la respiration ; toux pour ainsi dire nulle, teint et yeux d'un jaune foncé, apparence d'affection grave du foie. Ce malade mourut, et comme j'en avais plusieurs autres qui offraient à peu près les mêmes symptômes, je fus bien aise de faire des recherches sur le cadavre. Je trouvai sur celui de ce premier malade le péricarde extrêmement distendu et rempli de liquide séreux et jaunâtre ; le cœur très-volumineux, recouvert d'une couche couenneuse, puriforme, contenant des concrétions polypeuses, albumineuses ; tout le poumon gauche, infiltré d'une sanie purulente, et parsemé d'ulcérations, avec d'autres désordres considérables dans le bas-ventre (1).

____

grand nombre de cadavres. Le résultat de ces recherches fut de trouver un moyen de guérison dans l'application réitérée des sangsues le long de la colonne vertébrale, à partir de la tête, lorsque la maladie n'avait pas fait assez de progrès et de ravages dans les organes pour donner lieu de craindre une issue funeste.

(1) Je ne présente ici qu'en abrégé le résultat de ces autopsies dont tous les détails sont consignés dans mon journal.

IVe. Observation.

Autopsie.

Même état de dépérissement chez Lescussan, qui ne se plaignait que de coliques; fièvre peu forte, coucher horizontal sans gêne de la respiration ni toux, pouls régulier et faible. Ce malade, qui avait langui long-temps dans les autres salles, mourut au bout de quelques jours. Épanchement séreux très-considérable dans le péricarde; le poumon gauche presque entièrement détruit par la suppuration; le poumon droit, infiltré d'une sanie purulente, et désordres graves dans les viscères du bas-ventre.

V^e. Observation.

Autopsie.

Un Tambour ne se plaignait que de constipation et de défaut d'appétit. Il était habituellement couché, la tête basse, sans aucune gêne de la respiration, sans toux, et il demandait seulement que je le fisse vomir; le pouls à peine fébrile. Je dirigeai les moyens curatifs contre la constipation et l'affection du bas-ventre, présumées être les seules à combattre. La respiration paraissait si naturelle, qu'il ne me vint pas même dans l'idée que la poitrine fût compromise. La mort soudaine de ce jeune homme, entré seulement depuis peu de jours dans mes salles, m'étonna ; et je me proposais de faire particulièrement des recherches dans le bas-ventre, lorsque le sternum ayant été enlevé, nous vîmes jaillir une énorme quantité de pus blanc, légèrement jaunâtre et très-lié, d'une odeur un peu fétide. La cavité gauche de la poitrine en était encore presque pleine, de même que le péricarde. Le cœur, beaucoup plus volumineux qu'à l'ordinaire, était entièrement recouvert d'une couche épaisse de pus concret, granulé, d'un blanc jaunâtre, avec désorganisation de la surface de ses cavités, ainsi que des deux poumons et d'une partie des viscères du bas-ventre.

L'aspect extérieur de ce cadavre ne présentait même pas d'émaciation, ni d'apparence manifeste d'un état maladif aussi grave et aussi compliqué.

Ainsi les épanchemens, même considérables dans la poitrine, ne s'annoncent donc pas toujours avec les signes qui leur appartiennent, comme dans le cas suivant.

VIe. Observation.

Autopsie.

Un Canonnier entra de la salle des galeux dans les miennes, avec les symptômes d'un hydro-

thorax très-avancé : face bouffie et alternativement livide et pâle ; essoufflement, impossibilité
de rester couché la tête basse ; son très-mat des
différentes surfaces thorachiques. Il mourut deux
jours après. Les deux cavités latérales de la poitrine étaient, pour ainsi dire, remplies de sérosité. Le poumon droit était phlogosé, et offrait
une couleur noirâtre. Chaque ventricule du cœur
contenait une concrétion albumineuse considérable.

D'autres fois les hydropisies de poitrine, outre
l'absence d'une partie de leurs signes les plus
caractéristiques, se masquent sous les apparences
d'autres lésions, qui seules fixent l'attention des
médecins.

VIIe. OBSERVATION.

Autopsie.

M. M....., oncle de l'un de nos derniers mi-
nistres, fut atteint d'un ensemble de signes annonçant une affection catarrhale, compliquée de
gastricité et d'un gonflement avec roideur et ten-
sion sur le côté gauche du cou ; lequel ayant été
dissipé par des applications de flanelles chaudes,
laissa à découvert un paquet glanduleux, situé
au-dessus de la clavicule gauche. Ce paquet glanduleux, joint à une continuité de toux fréquente

et d'un peu d'oppression, fut pris par deux médecins, consultés séparément, pour l'indice d'un
engorgement tuberculeux du poumon gauche.
Je partageai cette opinion, sans soumettre le
malade dont je fus ensuite chargé, à un traitement relatif à cette affection, parce qu'il était
dans un état d'irritation générale, et qu'il partait
pour la campagne : je lui conseillai seulement
l'usage des boissons mucilagineuses, adoucissantes, avec le lichen, et des promenades à cheval.
Ces moyens simples lui firent beaucoup de bien,
et il sembla se rétablir. Mais tous les symptômes s'agravèrent de nouveau par l'imprudence
du malade, qui resta assez long-temps exposé à
l'air froid et humide d'une papeterie, à la suite
d'une course et étant en sueur. Tous les signes
d'une affection grave de la cavité gauche de la
poitrine se présentèrent avec un son mat de toute
cette cavité. Soupçonnant alors qu'un épanchement de sérosité, plus ou moins considérable,
compliquait l'affection tuberculeuse, je prescrivis
la teinture de digitale pourprée, dans une infusion de mélisse. M. M***. se trouva sensiblement mieux pendant quelques jours, et put
même faire d'assez longues promenades à pied ;
les urines furent plus abondantes. Mais il discontinua ce remède, parce qu'en revenant de l'une
de ces promenades, il se sentit affaissé et l'estomac

affaibli; ce qu'il crut devoir lui attribuer peut-
être avec raison, quoique la promenade un peu
forcée pût aussi en être la cause. Dans tous les
cas, il ne s'agissait que de diminuer les doses
de la teinture de digitale, ou de la suspendre momentanément. Les symptômes reprirent toute
leur intensité, et il survint de l'enflure à la
partie inférieure des jambes. Je demandai une
consultation : deux nouveaux médecins furent
convoqués. Ils adoptèrent l'opinion des premiers
relativement à l'engorgement tuberculeux du
poumon gauche, sans admettre d'épanchement
séreux, malgré mes réflexions à cet égard. Ils
admirent aussi un engorgement du foie, lequel,
selon eux, contribuait à celui de la poitrine,
quoiqu'en explorant l'abdomen, on n'y en trouvât point de bien sensible. En conséquence, le
malade fut mis à l'usage des différens remèdes
fondans, résolutifs et diurétiques, avec des applications de sangsues à l'anus, sans aucun soulagement. Il mourut au milieu des suffocations
fréquentes qui n'avaient fait qu'augmenter, et
qui étaient accompagnées d'une enflure considérable dans les extrémités inférieures.

En procédant à l'ouverture du corps, la paroi
externe de la cavité thorachique gauche parut,
surtout à la partie supérieure, beaucoup plus
bombée que celle du côté droit. A la première

incision pénétrante dans cette cavité gauche, il en jaillit une énorme quantité de sérosité roussâtre, et tout ce côté en était encore plein : elle fut évaluée à quatre pintes environ. Le poumon gauche était réduit à un tiers à peu près de son volume, macéré, d'un rouge foncé dans son intérieur, avec désorganisation de son tissu. La plus grande partie de la plèvre de ce côté était rougeâtre, adhérente inférieurement au diaphragme, sur lequel on voyait une grande quantité de points blancs et comme granulés. Il n'y avait aucune trace de tubercules dans ce poumon, ni de connexion avec le paquet glanduleux qui avait existé près de la clavicule, et qui se trouvait réduit à très-peu de chose. Le poumon droit et tout ce côté de la poitrine étaient fort sains. Le bas-ventre contenait aussi une grande quantité de la même sérosité qui remplissait le côté gauche de la poitrine. Le foie était parfaitement sain et d'une belle couleur. La rate, ayant à peu près son volume naturel, était blanchâtre sur toute sa face postérieure par laquelle elle adhérait au diaphragme.

Les autres médecins, surpris de ne point trouver d'engorgement tuberculeux dans le poumon, ni aucune altération dans le foie, et, surtout, de voir un épanchement aussi considérable dont ils avaient rejeté l'idée, furent amplement convaincus de leur méprise, sans laquelle l'usage de la digitale aurait sans doute été continué ; et, en dissipant de bonne heure l'épanchement séreux, il aurait pu arrêter les progrès de la lésion observée dans le côté gauche de la poitrine, et rendre un chef de famille, très-recommandable, sinon à une santé parfaite, du moins à une existence beaucoup plus longue et supportable (1).

---

(1) A cette époque, l'ouvrage du docteur Bayle (*Recherches sur la phthisie pulmonaire*) venait de paraître, et avait signalé savamment les diverses espèces de phthisies parmi lesquelles la *tuberculeuse*, dans la doctrine de cet auteur et de plusieurs autres, est une des plus fréquentes. Alors, par suite de cette disposition qui fait que nous nous en rapportons trop à autrui, faute de pouvoir nous appuyer de notre propre expérience, l'on ne vit partout que des phthisies tuberculeuses; comme, à différentes époques, on ne voyait plus d'autres maladies que celles qui venaient d'être décrites par quelque auteur renommé ; comme enfin, on ne voit plus aujourd'hui, pour cause de toutes les maladies, que des phlegmasies ou inflammations : doctrine renouvelée des siècles anciens, ainsi que de différentes époques des siècles modernes, et dont la doctrine véritable, basée sur la saine observation, a toujours fait justice. « Tirer du sang en ouvrant la veine, n'est pas une chose nouvelle : mais qu'il n'y ait presque point de maladies où l'on ne saigne, voilà ce qui est nouveau, avait dit Celse il y a près de deux mille ans : *Sanguinem incisa vena mitti, novum non est : sed nullum penè morbum*

D'après ces exemples, on voit que le diagnostic des épanchemens dans les cavités de la poitrine est quelquefois très-obscur, et sujet à de fausses interprétations. Mais l'attention des médecins,

---

esse in quo non mittatur, novum est. (Corn. Cels. lib. 11. eap. 10.)

Des savans, plus près de nous, tels qu'Antoine Petit, Bordeu, quoique partisans des inflammations ou stases sanguines qu'il regardait autant comme effets que comme causes de bien des maladies; Cabanis ensuite, avaient combattu judicieusement, et rabaissé les prétentions des anatomistes qui voulaient baser exclusivement la doctrine médicale sur l'anatomie pathologique. On a fait revivre ces prétentions par des écrits riches de recherches et de talens, mais dans lesquels on veut trop prouver pour que l'on puisse prouver tout. Cette doctrine, comme celle de la localisation des fièvres, qui en est une conséquence, est trop exclusive pour qu'elle soit toute vraie. Réduite à de justes bornes, elle rendrait un véritable service à la science, en appelant l'attention des médecins sur des affections souvent occultes et négligées; au lieu qu'elle tend à la faire rétrograder par son application universelle, par un emploi trop souvent outré et aussi étrange que funeste du traitement débilitant, comme je pourrais, ainsi que beaucoup d'autres médecins, le prouver par des exemples à peine croyables.

La nouvelle doctrine ne voit dans toute espèce de fièvre qu'une maladie inflammatoire ; tandis que la véritable médecine voit souvent aussi dans la fièvre un incident heureux, un travail salutaire de réaction de la nature ou

plus fixée actuellement sur cette maladie, leur fera mieux saisir les signes de son existence, pour en arrêter les progrès et la dissiper, avant qu'elle ait acquis un degré de gravité qui pourrait la

---

principe conservateur, propre à dissiper promptement beaucoup d'affections opiniâtres et rebelles ; et que des médecins judicieux ont, dans ces circonstances, cherché à imiter la nature avec succès, en produisant de véritables accès de fièvre, ou un trouble fébrile très-avantageux.

La nouvelle doctrine attribuant tout aux inflammations, n'admet point les états spasmodiques ou affections nerveuses qui sont si variées ; tandis que le plus grand nombre des maladies, surtout de celles que l'on rencontre dans la société, n'ont pour cause que ces mêmes affections, ou leur sont subordonnées en grande partie.

Sans doute l'on est souvent dans le cas de tirer du sang par la lancette et les sangsues ; mais s'en suit-il qu'il n'y ait plus que ce moyen de guérison ? Il serait à désirer que la médecine pût être réduite à cet état de simplicité, de ne plus reconnaître, pour toutes les maladies, qu'une seule cause et une seule méthode de traitement ; mais il n'en sera jamais ainsi ; et ces paroles de l'oracle de Cos : *ars longa.....judicium difficile*, seront toujours la véritable devise de l'art de guérir.

. Enfin la nouvelle doctrine est basée sur des aperçus trop souvent faux ou forcés : toutes les douleurs de l'estomac, des intestins ou des autres organes, toutes les taches rouges ou noirâtres trouvées dans ces parties, ne sont pas le résultat d'une inflammation positive ; et toutes les inflammations, comme toutes les gangrènes, ne sont

rendre funeste. Au reste, l'on verra aussi par les observations suivantes combien la digitale pourprée peut en rendre le pronostic favorable, et rassurer sur sa terminaison, lors même que

---

pas les suites d'une sur-excitation primitive des vaisseaux, et ne doivent point être toujours traitées par de larges effusions sanguines, et par la méthode antiphlogistique ou débilitante.

Je pourrais citer plusieurs maladies épidémiques accompagnées des apparences d'une inflammation grave, et dans lesquelles les malades ont été guéris généralement sans l'emploi de la saignée et des sangsues. Je citerais même une épidémie de fluxions catarrhales de poitrine, avec tous les signes d'une inflammation et une fièvre à marche pernicieuse, dans laquelle le quinquina seul a dissipé promptement tous les accidens. Cette épidémie fut le sujet d'un mémoire que j'adressai à la Société de Médecine de Paris, en 1805, lequel fut publié dans le tome 24 de son *Recueil périodique*, et honorablement mentionné dans le beau *Traité des Fièvres pernicieuses intermittentes* du savant Alibert (quatrième édition). Il a été également le sujet d'une citation dans le *Dictionnaire des Sciences médicales*, tome XV, pag. 315.

La terrible fièvre jaune d'Espagne vient aussi de restreindre les prétentions outrées de la nouvelle doctrine, puisqu'un rapport sur cette maladie, lu à la Société de Médecine, dans la séance du 4 janvier, annonce que la plus légère émission sanguine rendait la maladie promptement mortelle. D'après cela, regardera-t-on les traces de gangrène et de désorganisation des tissus, trouvées

tout paraît désespéré, pourvu qu'il n'y ait point de lésion grave dans les organes de la poitrine. Dans cette dernière circonstance, la digitale, en dissipant l'épanchement plus sûrement que tous les autres remèdes, aura encore l'avantage

---

dans les cadavres des victimes de cette maladie, comme le résultat d'une inflammation primitive, réputée être la cause essentielle de cette fièvre affreuse? On peut en dire autant des fièvres dites putrides, dans la véritable acception de ce mot.

Oh! que la nouvelle doctrine est loin d'embrasser tous les phénomènes, toutes les nuances que présentent les maladies, et de fournir tous les moyens curatifs qu'elles exigent!

Oui, la médecine a des mystères qui ne se dévoilent qu'à une méditation soutenue, à une observation judicieuse, et qui ne s'expliquent pas par la seule pointe du scalpel. Malgré nos prétentions à vouloir tout deviner, à vouloir nous rendre compte de tout, beaucoup de choses resteront toujours au-dessus de notre portée : jamais la mort ne fournira l'explication de tous les phénomènes de la vie et de tous ceux des maladies.

La saine doctrine médicale se forme de tout ce que les différentes théories ont de bon, et non point d'une théorie exclusive, pas plus que de l'amalgame informe de toutes les théories; comme le bon miel se compose des sucs puisés sur les diverses fleurs balsamiques, et non indistinctement sur toutes les fleurs des champs, ou sur une seule d'entre elles.

bien précieux de prolonger plus au moins l'existence.

Une condition essentielle pour le succès complet de la digitale pourprée, et pour la parfaite guérison de l'hydropisie de poitrine, c'est l'absence de la fièvre, et surtout d'une fièvre continue, qui annonce une inflammation plus ou moins active dans l'intérieur de cette capacité, et fait toujours craindre la désorganisation de la partie qui en est le siége.

En annonçant le triomphe d'un nouveau remède sur les maladies graves dont je m'occupe, je n'ai montré, pour ainsi dire, jusqu'ici, que les trophées de la mort sur tous nos organes détruits et délabrés : c'est la part de la science, qui, pour son propre intérêt et celui de l'humanité, met à profit, pour garantir la vie, la mort même et les diverses atteintes des maladies sur notre économie.

Je vais offrir des résultats plus consolans, et montrer des malades arrachés à la mort qui les menaçait, ou à de cruelles et longues souffrances, ou enfin, de malheureuses victimes d'un mal irrémédiable, soulagées et rendues à l'espérance qui leur dérobait du moins l'aspect de la tombe.

VIIIe. Observation.

Hydropisie de poitrine très-grave, dissipée chez une personne de 76 ans.

Mme. Bernard, âgée de soixante et seize ans, et ayant toujours joui d'une bonne constitution, avait été délivrée, par des remèdes appropriés, d'une éruption de grandes plaques dartreuses sur les extrémités inférieures et sur le bras gauche, et pour lesquelles je lui avais ouvert un large cautère. Après avoir été assez bien portante pendant deux ans environ, elle éprouva quelques incommodités, sans vouloir employer aucun remède. Quelque temps après, dans l'automne de 1808, elle commença à ressentir de l'oppression, surtout en montant son escalier, et un dégoût habituel pour les alimens : langue sèche, amertume de la bouche, coliques, toux fréquente, palpitations du cœur presque continuelles, et sensation douloureuse d'un poids au-dessus de l'estomac. Tous ces symptômes s'agravaient le soir : les nuits étaient très-pénibles, sans sommeil, et la malade était obligée de se tenir sur son séant pour pouvoir respirer plus librement. Il n'y avait point de fièvre, mais le pouls était constamment petit, concentré, avec une intermittence à toutes les deux ou trois pul-

sations. Cet état de souffrance fut calmé par des
potions antispamodiques ; puis quelques bols purgatifs et des pilules de succin, de valériane, de
camphre et d'asa-fœtida produisirent un soulagement très-sensible, au point que la malade se
crut guérie. Elle put marcher et monter son escalier sans être, pour ainsi dire, oppressée. Mais
bientôt les mêmes symptômes reparurent avec
plus de force : Mme. B. éprouvait des suffocations
alarmantes et de fréquens efforts de vomissement.
La face s'altérait et il commença à se manifester
de l'enflure aux mains et au bas des jambes. Les
suffocations et les anxiétés qui devenaient continuelles, l'enflure des extrémités qui augmentait
chaque jour, la difficulté extrême de la respiration qui ne permettait plus à la malade de rester
dans son lit, me convainquirent de l'existence
d'un épanchement de sérosité dans la poitrine,
principalement dans la cavité gauche, et même
dans le péricarde, à cause de l'irrégularité extrême et des intermittences très-fréquentes du
pouls (1). Un autre médecin, appelé en consul-

____

(1) Il n'est point question dans cette observation ni dans
les deux suivantes, de la percussion excercée sur la poitrine, parce que cette méthode ne fut signalée que dans
la même année 1808, par le célèbre Corvisart, dans sa
traduction de l'ouvrage d'Avenbrugger.

tation, fut entièrement de mon avis sur la nature de la maladie et sur l'emploi de la digitale pourprée. La poudre des feuilles de cette plante fut donnée à la dose d'un grain toutes les quatre ou cinq heures, et incorporée dans un peu de conserve de roses. Dès le second jour, les symptômes furent moins graves, et leur intensité diminua journellement. Les urines, qui auparavant étaient très-rares, rouges et épaisses, devinrent très-abondantes et claires. En moins de trois semaines tous les accidens disparurent. Madame B. put rester couchée horizontalement dans tous les sens, reprit de l'appétit, jouit ensuite d'une bonne santé, en continuant assez irrégulièrement l'usage de la digitale pendant quelque temps encore, et elle vécut jusqu'à 86 ou 87 ans.

IXe. OBSERVATION.

Hydropisie de poitrine, par suite d'un saisissement causé par le froid et l'humidité, avec guérison, chez une personne de 78 ans.

M. LACROIX, propriétaire à Sassenage, âgé de soixante-dix-huit ans, et ayant eu, l'année d'auparavant, une fièvre tierce pernicieuse dont il avait été guéri par le quinquina, vint à pied à Grenoble, dans le mois de mars 1809,

par un temps très-froid et humide. Il se retira
très-fatigué, et avec de violens frissons qui durè-
rent quelques jours. Bientôt il fut atteint d'un
malaise général, d'oppression et d'un point fixe
à la partie antérieure de la poitrine. Il revint à
la ville pour me consulter. Il ne respirait qu'avec
beaucoup de peine, surtout quand il fallait monter un plan incliné ou des escaliers; il ne pouvait rester dans son lit qu'en ayant les épaules et
la tête relevées. Commencement d'engorgement
aux extrémités inférieures, urines rares et bri-
quetées; point de fièvre, ni d'apparence d'aucune
autre affection des viscères. Je crus reconnaître à
ces signes un hydrothorax assez avancé, et je
prescrivis des pilules d'un grain d'extrait de scille,
d'un grain de digitale pourprée, et d'un grain de
camphre, pour en prendre d'abord une, ensuite
trois par jour, avec une tisane de chiendent et
de pariétaire nitrée. Ces pilules fatiguèrent constamment le malade, et lui firent éprouver des
douleurs et des tiraillemens d'estomac; ce qui
m'engagea à les suspendre. L'enflure des extrémités inférieures était considérablement augmentée jusqu'au ventre; et les mains, ainsi que les
avant-bras, commençaient aussi à s'engorger, de
même que les paupières et le visage. L'oppression
et les anxiétés devenaient très-pénibles; et
M. Lacroix, ne pouvant plus rester au lit, était

obligé de passer la nuit comme le jour, assis sur une chaise élevée.

Convaincu que la fatigue et l'irritation de l'estomac étaient occasionées par la scille ou par la digitale, je voulus éprouver ces deux remèdes séparément, et je commençai par supprimer la scille. De nouvelles pilules furent composées avec un grain de digitale et un grain de camphre. Elles ne causèrent aucune fatigue, et augmentèrent de suite la sécrétion des urines, effet qu'elles n'avaient point produit auparavant. Le malade en prit progressivement jusqu'à six par jour, pendant près d'un mois, les ayant interrompues plusieurs fois par dégoût et par indocilité. Les urines coulèrent toujours en très-grande abondance. L'enflure disparut entièrement, ainsi que l'oppression, et M. L. fut parfaitement rétabli. Depuis lors il ne cessa de se livrer à ses occupations ordinaires, d'aller fréquemment à la ville à pied, et de jouir encore d'une bonne santé pendant plusieurs années.

Xᵉ. OBSERVATION.

Hydropisie de poitrine, se masquant sous les symptômes d'un asthme très-grave à marche pernicieuse intermittente, et promptement dissipée.

Un domestique de M. le comte de MARCIEU, âgé de soixante-six ans, et d'une constitution pléthorique, éprouva tout à coup pendant la nuit, en avril 1809, des accès terribles d'oppression, avec face bouffie, presque violette, pouls faible, mou et point fébrile; anxiété extrême et toutes les extrémités froides. Ces accidens furent dissipés par des vésicatoires aux jambes, des sinapismes aux pieds, et une potion antispasmodique musquée. Mais, le sixième jour, ils reparurent avec une marche intermittente, se renouvelant chaque jour, d'abord dans l'après-midi, puis dans la matinée, avec un pouls à peu près naturel pendant les intervalles, et des urines rouges. Ces accès furent très-affaiblis par le quinquina associé aux antispasmodiques, et qui, paraissant irriter un peu l'estomac, fut suspendu, après avoir dissipé les symptômes les plus graves qui pouvaient devenir funestes d'un jour à l'autre. Deux applications de sangsues sur la poitrine contribuèrent aussi à apaiser les accidens.

Après une alternative de mieux et de plus grande fatigue, pendant trois semaines environ, l'oppression redevint plus forte, avec un commencement d'enflure aux jambes et altération de la face, marquée par des traces livides ou rougeâtres. Le malade ne pouvait rester dans son lit; et le sommeil, qu'il ne goûtait plus que sur un fauteuil, était très-pénible, interrompu par de fréquens réveils en sursaut, et quelquefois avec des rêves effrayans.

Ne doutant plus de l'existence d'un épanchement déjà considérable dans la poitrine, je prescrivis des pilules d'un grain de poudre de digitale pourprée, et d'un grain de camphre, incorporés avec un peu d'extrait de genièvre, pour en prendre deux le premier jour. Mais ce jour-là même le malade en prit cinq par l'inadvertance de sa garde. La nuit fut beaucoup moins pénible que les précédentes, et il survint une plus grande quantité d'urine, avec un sédiment de bonne qualité. Le lendemain, diminution très-sensible de l'oppression, face meilleure, urines abondantes. Les jours suivans, continuation de la digitale, jusqu'à la dose de douze grains par jour. Disparition de tous les accidens et de l'enflure des extrémités; urines toujours très-copieuses. Le malade se promène fréquemment dans sa chambre sans fatigue ni oppression,

et dort paisiblement une grande partie de la
nuit dans son lit qu'il n'est plus obligé de quitter. Bientôt il sort, se promène une partie de
la journée, cesse de prendre des pilules, et se
livre à son goût pour le vin. L'oppression et l'enflure des extrémités reparaissent, et sont de nouveau dissipées par la digitale, à deux reprises
différentes. De nouvelles imprudences et des
excès de vin ramenèrent chez cet homme un
état d'irritation et de gêne dans la respiration,
ce qui l'obligea d'entrer à l'hospice civil, afin de
ne pas rester seul chez son maître qui partit pour
Paris.

XIe. OBSERVATION.

*Hydropisie de poitrine, s'annonçant avec des
accès réguliers de symptômes nerveux, graves,
et devenant alarmante; guérison.*

Le sieur RAMEL, propriétaire à Domène, âgé
de cinquante-sept ans, d'un tempérament ro-
buste, mais ayant abusé de ses forces et de ses
facultés, fut atteint, dans le courant d'avril 1813,
de gêne de la respiration, et d'un état d'anxiété
dans la poitrine et dans la région épigastrique.
Une toux fréquente et souvent accompagnée de
soulèvemens d'estomac, amenait, par l'expectoration, une assez grande quantité de mucosités

plus ou moins épaisses. Bientôt le malade ne put rester dans son lit qu'avec beaucoup de peine ; et, quoiqu'il fût d'ailleurs sans fièvre, les symptômes devinrent plus intenses. Ils se manifestaient principalement le soir, pour ainsi dire tout à coup, et à peu près à la même heure. L'état de fatigue et d'anxiété était alors porté à un point extrême, et durait une bonne partie de la nuit. Je crus entrevoir un épanchement dans la poitrine ; mais à raison de l'état nerveux ou spasmodique qui dominait évidemment, cet homme étant d'ailleurs très-irritable, je me bornai à prescrire une potion antispasmodique énergique, pour être prise au début des accès.

Les premières doses de cette potion dissipèrent promptement les accidens. RAMEL reposa le reste de la nuit, et fut beaucoup mieux le lendemain, toute la journée, quoiqu'éprouvant toujours un peu d'oppression. La nuit suivante, même accès et même effet de la potion. Le lendemain, accès pareil et effet beaucoup moins sensible du remède, sur lequel on insista plus fortement pendant deux jours encore, sans succès. Le malade devint beaucoup plus oppressé : il ne pouvait plus rester dans son lit où il éprouvait des suffocations continuelles ; ce qui l'obligeait de passer une grande partie de la nuit et toute la journée assis, et cherchant à jouir continuellement d'un air frais et renouvelé. Les pieds, les jambes et les mains étaient œdématiés, et l'enflure faisait des progrès rapides.

On ne pouvait plus douter de l'existence d'un épanchement considérable dans les cavités thorachiques; j'en fus convaincu par la percussion qui ne me présenta qu'un son mat sur les parties latérales inférieures de la poitrine, surtout du côté gauche, où le son était plus mat encore, et s'étendait postérieurement jusqu'au niveau du milieu de l'omoplate. La face était d'un rouge livide, bouffie; l'anxiété très-grande, le pouls serré, gêné et irrégulier, sans être fébrile, les urines rouges, peu copieuses et rares.

Je prescrivis des pilules de poudre de digitale, qui ne produisirent aucun effet, le premier et le second jour, relativement aux urines. Il survint des vertiges et des éblouissemens assez pénibles, qui ne firent pas suspendre le remède, parce que j'avais déjà vu que ces accidens se dissipaient d'eux-mêmes, à mesure que l'économie s'habituait à l'impression de la digitale. Le troisième jour, elle commença à rendre la sécrétion des urines plus considérable; et, quoique le nombre des pilules fût augmenté progressivement, les accidens dont je viens de parler disparurent. Les urines devinrent plus abondantes chaque jour; l'œdématie des extrémités et de la face se dissipa; et, dix jours après, il ne restait plus au malade qu'un état de faiblesse, que la nourriture fit bientôt disparaître.

Au bout de six semaines environ, l'oppression et l'œdématie des extrémités reparurent par suite de diverses imprudences, et de plusieurs courses que le malade fit dans ses champs. Les pilules de digitale dissipèrent de nouveau ces accidens, qui ne revinrent plus, au moyen d'un régime et d'un genre de vie mieux observés, ainsi que de l'usage de la digitale continué encore pendant quelque temps, en diminuant progressivement les doses.

XIIe. Observation.

Hydropisie de poitrine, survenue rapidement par suite d'affection morale et de mouvemens de colère, avec un danger imminent; guérison prompte.

On peut donner à cette hydropisie de poitrine le nom d'hydrothorax aigu, à cause de la rapidité de son développement, et de l'état fébrile qui l'accompagna; lequel ne fut que le résultat d'une irritation soudaine, ou d'un trouble nerveux considérable sans inflammation.

La femme SOREL, âgée de quarante ans en-

viron, et d'une constitution replette, fut atteinte,
pour ainsi dire subitement, d'une forte oppression, paraissant tenir à un état de spasme violent,
produit par des émotions vives et des mouvemens de colère. Le pouls était fréquent, fébrile
et serré ; la gêne de la respiration considérable,
et la malade ne pouvait se tenir dans son lit que
sur son séant et la tête très-relevée. Je ne prescrivis d'abord que des bains de jambes avec la
moutarde, des potions calmantes et de l'eau de
veau avec des fleurs de tilleul. Je fus deux jours
sans voir cette femme. Les moyens employés
n'avaient produit aucun soulagement sensible.
Quand je la revis, elle était dans un état extrêmement pénible et alarmant ; ne pouvant
présque plus respirer, ayant la face d'un rouge
livide, les yeux éteints, et les extrémités inférieures très-enflées, ainsi que les mains. Cette
enflure faisait des progrès à vue d'œil sur tout
le corps, malgré deux vésicatoires appliqués aux
jambes, et qui rendaient beaucoup de sérosité
sans aucun soulagement. La percussion de la
poitrine n'eut pour moi qu'un résultat douteux,
à cause de la grande quantité de graisse qui la
recouvrait. Je prescrivis de suite des pilules
d'un grain de poudre de digitale, avec demi-
grain d'extrait de scille, et j'en fis prendre deux
dans l'espace de quelques heures. Vers le soir,

la malade éprouvait déjà un soulagement très-manifeste, au grand étonnement des assistans, qui croyaient qu'elle ne passerait pas la nuit.

Le lendemain, le soulagement fut plus considérable encore : les urines coulèrent très-abondamment et toutes les heures au moins. La dose de la digitale fut augmentée d'un grain chaque jour; et, vers le quatrième, il n'y avait, pour ainsi dire, plus d'oppression. L'enflure disparut rapidement; et, au bout de dix jours, cette femme se trouva parfaitement rétablie.

Environ un mois après, les mêmes causes ramenèrent un peu d'oppression avec une vive douleur vers le sein gauche. Un vésicatoire appliqué près de cette partie, une boisson adoucissante et une potion antispasmodique suffirent pour dissiper ces symptômes qui ne se reproduisirent plus.

XIIIe. Observation.

Hydropisie de poitrine, par faiblesse de tempérament, promptement dissipée.

M. B...., âgé de trente-six ans environ, d'une constitution grêle et délicate, avait été atteint d'un commencement de consomption dorsale, dont je l'avais guéri par un traitement tonique et un régime analeptique. Il éprouva ensuite, sans autre cause déterminante bien manifeste que la faiblesse habituelle de sa constitution, une oppression continuelle, qui était plus forte lorsqu'il marchait un peu vite, ou qu'il montait un escalier. Le pouls était à peu près naturel et régulier. Bientôt cette oppression augmenta : le malade éprouvait une douleur sur le côté gauche de la poitrine. Un vésicatoire appliqué sur cette partie et une potion antispasmodique dissipèrent cette douleur en peu de jours ; mais la gêne de la respiration continua avec plus de force. M. B. ne pouvait plus rester couché qu'en ayant le tronc et la tête très-relevés. Il se manifesta de l'enflure autour des malléoles, puis aux jambes. La percussion n'offrit qu'un son mat sur toute la moitié inférieure du côté gauche de la poitrine. Comme cet épanchement ne se formait que lentement, les signes plus particuliers à l'hydropisie de cette cavité étaient peu sensibles. Des pilules de digitale et d'extrait de scille, comme les précédentes, commencèrent à diminuer l'oppression dès le second jour, par des évacuations fréquentes et copieuses d'urine. L'enflure des extrémités disparut en peu de jours ; et le dix-septième depuis ma première visite, le malade fut rétabli, ne conservant qu'un peu de faiblesse, en raison de son tempérament.

XIVe. OBSERVATION.

Hydropisie de poitrine, prise d'abord pour une affection des viscères du bas-ventre, et traitée comme telle; guérison.

Dans l'automne de 1817, je fus appelé à Tencin, pour la dame BOURGEAT, malade depuis quelques mois. Un état habituel de faiblesse, de malaise, la forçait de se mettre fréquemment sur son lit dans la journée, et elle était obligée d'y avoir la tête très-relevée pour respirer plus à son aise. Le visage était terreux, un peu bouffi, les jambes et les cuisses un peu gorgées, et le ventre boursouflé, mais ne présentant pas de signes d'engorgement dans les viscères. Le pouls, sans être fébrile, était un peu fréquent, concentré, avec quelques irrégularités. La poitrine n'offrit à la percussion qu'un son très-obscur dans ses parties latérales, et à la moitié environ de leur hauteur.

La malade, traitée pour des obstructions dans le bas-ventre, était à l'usage de différentes tisanes diurétiques, des purgatifs et d'autres remèdes qui ne faisaient, pour ainsi dire, que la fatiguer davantage, et l'oppression augmentait de jour en jour. D'après la relation que l'on m'avait faite de son état, et de cette gêne de la respiration, j'avais soupçonné un épanchement dans la poitrine ; et, à raison d'un éloignement de quatre lieues de la ville, je m'étais muni de pilules de digitale composées comme les précédentes. J'en fis prendre de suite une à la dame B., avec recommandation de lui en donner deux le lendemain, puis trois et quatre, et de me rendre compte alors de sa situation. Son mari vint, le sixième jour, m'apprendre qu'elle se trouvait beaucoup mieux ; qu'elle rendait une très-grande quantité d'urine, et se sentait beaucoup moins oppressée. Il emporta de nouvelles pilules que la malade continua pendant quelques jours encore, et elle se trouva délivrée de tous les accidens qu'elle avait éprouvés. Elle vint ensuite elle-même me consulter pour un reste d'indisposition, qui ne présentait plus d'apparence d'épanchement dans la poitrine, mais plutôt un état de faiblesse et de mauvaise disposition des organes digestifs. Elle avait d'ailleurs repris un teint naturel et de la gaieté.

XVᵉ. Observation.

Hydropisie de poitrine, par suite d'affection catarrhale, dissipée chez une personne de quatre-vingt-huit ans.

Madame B...., âgée de quatre-vingt-huit ans, demeurant rue Sainte-Marguerite, à Paris, et ayant joui d'une fortune honnête, se trouvait réduite par les événemens à une grande détresse. Dans le mois de mars 1820, elle fut atteinte d'une fièvre catarrhale, avec une toux violente et des redoublemens de fièvre tous les soirs, ce qui dura pendant près d'un mois avec la même force à peu près, et se dissipa ensuite assez promptement, sans autres remèdes que des tisanes adoucissantes ordinaires. Mais les pieds s'enflèrent de suite, puis les jambes, et la respiration était en même temps un peu gênée. La malade sentait une douleur sourde à la partie inférieure des deux côtés de la poitrine, principalement à gauche, et la douleur de cette partie augmenta progressivement. L'enflure gagna les cuisses, et la respiration devint de plus en plus pénible. Appelé pour la voir, vers le commencement de juillet, je la trouvai extrêmement oppressée, ne pouvant rester dans son lit qu'à l'aide

de trois oreillers, et préférant passer une grande
partie de la nuit assise dans un fauteuil. Les
jambes et les cuisses étaient extrêmement enflées,
ainsi que toute la partie inférieure du ventre, et
il y avait un gros bourrelet autour des reins. La
main et l'avant-bras gauches étaient aussi œdématiés. Les deux tiers inférieurs du côté gauche
de la poitrine ne fournissaient qu'un son très-
mat. Les urines étaient rares, en petite quantité,
fréquemment rouges et bourbeuses. Il n'y avait
pas de fièvre, mais le pouls était un peu vif,
avec de fréquentes irrégularités.

L'épanchement dans la cavité gauche de la
poitrine étant manifeste, je mis la malade à l'u-
sage des pilules de digitale. Dès la fin du second
jour, les urines coulèrent plus abondamment,
et il y eut un soulagement très-sensible dans la
respiration. Lorsque la digitale fut portée à quatre
grains par jour, l'enflure et l'oppression diminuèrent rapidement, par un écoulement toujours
plus considérable des urines, et le pouls devint
naturel et régulier. Au bout de dix jours, la malade put rester couchée avec un seul oreiller,
comme en état de santé. Le côté gauche de la
poitrine offrit un son naturel.

Madame B. n'éprouvant presque plus d'oppression, commençait à se promener dans sa
chambre avec plaisir et sans fatigue ; et comme

elle se sentait l'estomac affaibli, l'usage de la digitale fut suspendu. Bientôt l'oppression et l'enflure des extrémités, qui étaient à peu près entièrement dissipées, reprirent de l'accroissement.
Nous revînmes aux pilules, et les accidens disparurent de nouveau. Il ne restait qu'une légère
bouffissure dans le haut des cuisses et sur les
reins. Le rétablissement manifeste de la malade,
à un âge aussi avancé, étonnait les personnes
qui, quelques jours auparavant, l'avaient vue
considérablement enflée, constamment hale-
tante, et menacée à chaque instant d'être suffo-
quée. Mais, pour consolider ce rétablissement,
il fallait à madame B. une bonne nourriture
journalière et un peu de contentement, avantages dont la privait sa malheureuse position que
partageait son mari, malgré quelques secours
qui leur étaient donnés, et auxquels un reste
d'amour-propre les faisait répugner de recourir.
Son grand âge, cinq mois de maladie, le chagrin
et les privations qu'elle éprouvait, en tarissant
chez elle les ressources de la nature, ne lui per-
mirent pas de jouir long-temps de sa guérison,
qui était moins un véritable bienfait pour elle,
qu'un triomphe de plus pour le nouveau remède,
relativement à l'hydropisie de poitrine.

Les observations que je viens de rapporter
peuvent sans doute suffire pour constater les pré-

cieux avantages, et la propriété presque spécifique de la digitale pourprée contre les hydropisies de poitrine : avantages et propriété que nul autre remède, connu jusqu'à présent sous le nom de diurétique, ne peut offrir au même degré. Déjà l'usage de ce remède commence à se répandre, et j'ai la satisfaction d'avoir contribué à le propager par les observations que j'ai adressées à la Société de médecine de Paris. C'est d'après la publication des faits rapportés dans ces observations, que M. Bousquet, médecin de Paris, très-instruit, m'a dit avoir employé la digitale dans le cas suivant.

XVIᵉ. Observation.

Hydropisie de poitrine très-grave, prise d'abord pour une maladie du foie, et traitée comme telle ; guérison prompte.

Un homme, âgé de quarante-cinq ans, malade depuis deux ans, avait été traité par plusieurs médecins, tantôt pour une affection, tantôt pour une autre, et en dernier lieu, pour une maladie du foie. Lorsque M. Bousquet le vit, ce malade ne s'était pas couché depuis six mois, à cause de l'oppression qui le tourmentait. Il ne pouvait dormir que sur un fauteuil ; et il éprou vait avec les symptômes graves que j'ai décrits dans les observations précédentes, des lypothymies ou défaillances fréquentes, et des palpitations de cœur presque continuelles. M. Bousquet se convainquit de l'existence d'un épanchement considérable dans les cavités de la poitrine, surtout du côté gauche. Il prescrivit, pour le premier jour, deux pilules d'un grain de poudre de digitale, deux grains de camphre et un demi-grain d'extrait de scille. Dès le soir même, il commença à s'écouler une grande quantité d'urine, qui fut suivie d'un soulagement très-manifeste. Les pilules, continuées au nombre de quatre seulement par jour, jusqu'au dixième, dissipèrent progressivement tous les accidens, et bientôt le malade commença à se livrer à ses occupations ordinaires.

C'est aussi d'après les faits que j'avais publiés, que M. Delaporte, médecin à Vimoutiers (Orne), qui les cite relativement à une circonstance analogue, commença à employer la digitale dans le cas suivant, dont il adressa l'observation à la Société de médecine de Paris, en mars 1821, et sur laquelle cette Société me chargea de lui faire un rapport.

XVIIe. Observation.

Hydropisie de poitrine très-alarmante, paraissant être le résultat de l'abus des liqueurs fortes ; guérison.

Monsieur J....., âgé de soixante ans, et se livrant, par une sorte de nécessité, à l'usage immodéré de l'eau-de-vie, présentait les symptômes suivans : figure terreuse et bouffie, vergetures sanguines des pommettes, couleur violette des lèvres, difficulté de respirer excessive, impossibilité de rester dans le lit, quintes de toux fréquentes et violentes, palpitations fortes du cœur et suffocation imminente ; les pieds, les jambes et toute l'extrémité supérieure gauche considérablement œdématiés ; les parois thorachiques un peu empâtées, et celle du côté gauche plus développée que la droite ; enfin, sensation éprouvée par le malade, dans certains mouvemens du corps, d'un bruit de fluctuation à la base de la poitrine.

M. Delaporte prescrivit des pilules de deux grains de digitale et autant de camphre, incorporés dans un peu d'extrait de trèfle d'eau. Dans la première quinzaine de l'usage de ces pilules, les symptômes les plus graves diminuèrent considérablement, sous des évacuations copieuses d'urine ; et, au bout de six semaines, le malade put commencer à se livrer à ses occupations ordinaires.

« Jamais guérison ne me surprendra davantage », ajoute M. DELAPORTE, dans les réflexions qui terminent son observation. Sans doute de semblables guérisons ont de quoi surprendre ; et elles sont pour le médecin la source de la satisfaction la plus douce qu'un homme puisse éprouver, celle d'arracher son semblable à une mort imminente, et de posséder le moyen d'en préserver d'autres.

On pourrait peut-être attribuer aux autres substances qui lui étaient associées, une grande partie des effets des pilules de digitale administrées aux malades dont nous avons parlé ; mais nul médecin n'a certainement jamais obtenu d'aucune de ces substances des effets aussi prompts et aussi constans que ceux que produit la digitale ; même de l'oignon de scille, le plus accrédité de tous les remèdes administrés jusqu'à présent contre les hydropisies, et dont j'ai déjà parlé, page 7. Néanmoins il arrive quelquefois que le remède le plus efficace a besoin, pour agir sûrement, d'être uni à quelque autre substance analogue et auxiliaire ; ainsi le camphre, qui n'a point une vertu propre-

ment diurétique, associé à la digitale, contri-
bue à calmer l'irritation qui domine dans le
système ou dans un appareil d'organes. Cette
nécessité d'association de remèdes, qui se présente assez communément, jointe à l'habitude
trop enracinée, et souvent reprochée aux médecins, de ne savoir ordonner qu'un plus ou
moins grand nombre de substances dans la
même formule, fait que l'on a, jusqu'à présent, associé ordinairement à la digitale d'autres médicamens dont l'usage était consacré, et
dont elle peut certainement se passer.

Je joindrai aux précédentes observations les
deux suivantes que j'ai recueillies depuis la première édition de cet ouvrage.

XVIIIe OBSERVATION.

*Hydropisie de poitrine chez une personne de
soixante-douze ans, par suite de fluxions
catarrhales de poitrine, et d'affections morales tristes ; guérison prompte.*

M. CHERNOT, ancien employé dans l'administration de l'enregistrement, âgé de soixante-
douze ans, et demeurant rue Saint-Jacques, à
Paris, éprouvait, depuis trois ans environ, de

la gêne dans la respiration, surtout en marchant et en montant un plan incliné; il était obligé d'avoir la tête très-relevée dans son lit. Il ressentait en même temps des palpitations de cœur pénibles et fréquentes, et il avait l'extrémité inférieure des jambes enflée depuis neuf mois. Il attribuait la cause de sa maladie à plusieurs catarrhes de poitrine dont il avait été atteint successivement, ainsi qu'à des inquiétudes et à des peines d'esprit prolongées. M. Chernot, après avoir lu cette brochure, se fit faire des pilules de digitale, telles qu'elles sont formulées dans les différentes observations, et en prit seulement deux par jour, avant de se coucher. Elles produisirent de suite un écoulement d'urine considérable et fréquent, le jour et la nuit. Au bout de quelques jours, le malade eut la respiration beaucoup plus libre; l'enflure des jambes disparut bientôt, et, en moins de trois semaines, M. Chernot se trouva guéri et cessa l'usage des pilules. Quelque temps après, les accidens paraissant se renouveler, le même remède les dissipa de nouveau. M. Chernot vint chez moi, le 13 juillet 1822, et me fit part de tous les détails que je viens d'exposer. Il n'éprouvait plus qu'une légère oppression après une marche un peu longue, et il lui restait seulement un peu de bouffissure autour des malléoles. Je lui conseillai de prendre encore quelques pilules de digitale.

XIXe. Observation.

Hydropisie de poitrine et du bas-ventre en même temps, avec complication d'affection goutteuse ; effet prompt et heureux de la digitale et d'autres diurétiques calmans et antispasmodiques.

Madame la marquise de R...., demeurant près le palais des Tuileries, âgée de 49 ans, et ayant cessé d'être réglée depuis un an ; d'une constitution replette, et sujette à une grande sensibilité nerveuse, éprouva, au premier départ du Roi, un état de trouble et d'émotion, qui altéra visiblement sa santé. Elle fut ensuite exposée à être mouillée par la pluie pendant plusieurs heures, ce qui lui occasiona un grand saisissement et un développement d'affection goutteuse, successivement sur les pieds, les genoux et les articulations des doigts, où elle a laissé un engorgement assez considérable. On l'avait mise, pour cet engorgement goutteux des genoux, à l'usage des boues de Saint-Amand et de divers autres répercussifs qui lui avaient fait beaucoup de mal. Madame de R. avait été empoisonnée, par mégarde, avec du vert-de-gris, ensuite avec des champignons, ce qui avait failli la faire périr , et avait laissé chez elle des impressions continuelles d'une grande susceptibilité de tout le système nerveux, surtout dans les organes de la digestion et de la respiration.

Depuis six ans, madame de R. , soit par l'effet de cette affection goutteuse qui avait paralysé jusqu'à un certain point les mouvemens de ses extrémités inférieures, soit par celui d'autres symptômes qui lui survinrent, ne pouvait plus marcher, et se faisait conduire d'une pièce à l'autre de son appartement sur un fauteuil à roulettes. Depuis sept à huit mois, elle avait la respiration très-gênée, pendant la nuit surtout, et était obligée d'avoir la tête et les épaules très-relevées, ne pouvant pas se tenir un instant penchée sur le côté gauche. Elle ressentait aussi une gêne considérable et une sensation de poids à la partie inférieure de la poitrine , au-dessus du creux de l'estomac, avec des maux de cœur et une excrétion fréquente de flegmes ou de sérosités épaisses , amenées ordinairement par une toux plus ou moins forte , qui simulait d'autant plus une affection catarrhale invétérée , que les crachats étaient souvent et surtout le matin, muqueux , épais et puriformes.

Madame la marquise de R. était depuis long-temps à l'usage de différens remèdes qui ne produisaient que très-peu d'effet, ou ne la soulageaient que momentanément, quoiqu'ils fussent d'ailleurs assez appropriés à sa maladie qui ne laissait pas d'empirer. Son médecin, sans doute contrarié par tous les obstacles qu'une grande susceptibilité morale et nerveuse opposait aux moyens qu'il employait, et qui, par leur nature, il est vrai, ne pouvaient avoir qu'un effet bien lent, l'engagea franchement à recourir à d'autres conseils ; c'est aussi ce qu'elle désirait elle-même. Je fus appelé pour la voir, le 8 mai 1822 : je la trouvai, le matin, avec tous les symptômes que je viens de décrire, et de plus, avec une enflure assez considérable des pieds jusqu'au dessus des malléoles, ainsi que des mains et des poignets. Le bas-ventre, très-développé, présentait à sa partie inférieure une fluctuation assez manifeste pour que l'on ne pût pas douter de l'existence d'un épanchement de sérosité dans cette cavité. La région épigastrique ou de l'estomac était également gonflée, les tégumens comme empâtés jusqu'à la partie inférieure de la poitrine, et la malade disait éprouver une espèce de poids et de ballottement dans cette partie. Cet ensemble de signes, la gêne considérable et constante de la respiration, surtout dans le lit, la nécessité d'y avoir la tête et le tronc très-relevés pour pou-

voir respirer, les maux de cœur habituels et l'excrétion fréquente de flegmes, la rareté des
urines souvent rouges et troubles, l'aspect du
visage qui commençait à s'œdématier dans quelques parties, avec une voix assez enrouée, in-
diquaient bien évidemment un semblable épanchement dans les cavités de la poitrine, principalement du côté droit, parce que l'enflure des
extrémités était plus considérable de ce côté, et
que madame de R. ne pouvait se tenir couchée
sur le côté gauche. La fatigue et les souffrances
qu'elle éprouvait, ainsi que sa grande susceptibilité nerveuse, mise en jeu par la plus petite
cause, m'empêchèrent de procéder à la percussion du thorax, d'autant plus que la graisse et
l'épaisseur des tégumens devaient en rendre le
résultat très-incertain. Le pouls était assez déve-
loppé et un peu fréquent, avec quelques légères
inégalités dans les pulsations.

Madame de R. étant ordinairement plus fatiguée le soir que le matin, et disant avoir alors
de la fièvre, j'ajournai à cette époque de la
journée un nouvel examen, pour me former une
idée plus juste de son état et des premiers moyens
à employer. Le soir, je la trouvai en effet bien
plus souffrante : elle éprouvait une vive irritation
sur la matrice, la vessie et le fondement, avec
des envies pressantes d'uriner, sans pouvoir les

satisfaire, ou ne rendant que quelques gouttes
d'urine rouge et cuisante. Le pouls était plus fréquent que le matin et plus serré ; les selles étaient
aussi habituellement rares et pénibles. Je prescrivis huit pilules de deux grains de camphre,
d'un grain de nitre bien pulvérisé, avec du sucre,
pour en prendre une toutes les deux heures,
ainsi qu'un demi lavement de décoction de grai-
nes de lin, avec une once d'huile camphrée, et
des fomentations de la même décoction sur le
bas-ventre.

Le lendemain matin, je trouvai madame la
marquise de R. beaucoup mieux. Les quatre premières pilules avaient entièrement dissipé l'irritation du bas-ventre, et elle avait uriné plusieurs
fois librement et en assez grande quantité. Elle
avait eu, le reste de la nuit, une transpiration
douce et un état de calme, quoique presque sans
sommeil, ce qui lui était assez ordinaire. Madame
de R. me demanda à en venir de suite aux remèdes propres à la débarrasser des eaux qu'elle était
bien convaincue d'avoir dans le ventre et dans
la poitrine. Je prescrivis, en conséquence, des
pilules composées d'un grain de camphre, trois
grains de crème de tartre soluble et un demi-
grain de poudre de feuilles de digitale, pour en
prendre jusqu'à trois dans la matinée. Elle devait
continuer l'usage du petit-lait tiède qu'elle pre-

nait déjà depuis quelque temps , et auquel je fis ajouter le sirop de violettes, au lieu de celui de gomme qui lui empâtait la bouche et lui pesait sur l'estomac.

Le 11 mai, au matin, je trouvai madame de R. fort satisfaite de l'effet de ces pilules dont elle n'avait pris, la veille, que deux qui lui avaient procuré quatre selles copieuses et jaunes, puis séreuses, et l'avaient fait uriner souvent et abondamment. Ce même jour 11, elle avait encore rendu trois selles considérables et uriné copieusement. Déjà elle se sentait plus dégagée. Ces évacuations étaient précédées et accompagnées d'un travail dans tout le bas-ventre, qui, sans être nullement douloureux , à ce que disait la malade, la fatiguait néanmoins; mais elle s'abonnait volontiers à cette fatigue dont elle voyait l'heureux résultat.

Le 13, les selles commencèrent à être plus rares, avec la même dose de pilules; mais les urines étaient toujours abondantes, et coulaient sans aucune souffrance.

Le 14, le gonflement du ventre et de la région épigastrique avait diminué sensiblement : ces parties étaient plus souples et la respiration beaucoup plus facile. Les pieds, les mains et les poignets étaient aussi moins bouffis, quoique madame de R. eût été très-agitée et fatiguée par une impression morale qui lui était survenue. Regardant l'évacuation des urines comme plus importante que celle des intestins, qui ne pouvait qu'affaiblir la malade, ainsi qu'elle le sentait déjà elle-même, je prescrivis douze autres pilules de deux grains de camphre et d'un grain de digitale, pour en prendre trois dans la journée.

Le 17, mieux plus manifeste encore ; oppression et toux considérablement diminuées, visage plus naturel, teint plus vif, pouls souple et très-régulier, crachats beaucoup plus rares, plus blancs, et n'ayant plus de mauvais goût comme auparavant. Madame de R. n'éprouva presque plus ses agitations et ses fatigues si pénibles, de la nuit surtout. Tout le ventre était beaucoup plus souple, les urines plus fréquentes encore que par les pilules précédentes, et il survenait deux selles assez copieuses dans la journée. Continuation des mêmes pilules.

Je ne revis madame de R. que le 24. Elle était beaucoup plus fatiguée depuis trois ou quatre jours ; les douleurs de l'estomac et l'irritation du ventre étaient revenues ; les urines étaient beaucoup plus rares, en petite quantité et accompagnées d'irritation : soif extrême et continuelle, ne pouvant être apaisée par quinze ou vingt verres d'eau rougie. Cependant la poitrine continuait à être beaucoup moins fatiguée, et la malade disait se la sentir à peu près débarrassée, rapportant tout son mal à l'estomac et au ventre. L'expectoration était beaucoup diminuée, et les crachats, peu nombreux, étaient muqueux et blancs. Madame de R. avait fait, en voiture, une course à la campagne, et était revenue bien fatiguée. Depuis le retour de ses souffrances, elle avait cessé ses pilules, ou plutôt elle en prenait très-irrégulièrement. Ce nouvel état, que madame de R. assurait n'avoir été produit par aucune cause morale ou de trouble (ce qui lui était néanmoins très-familier), me fit porter mon attention sur une autre cause que j'avais déjà entrevue. Cette dame était à sa quarante-neuvième année, d'une constitution pléthorique; ses règles avaient cessé depuis une année, sans aucune augmentation de perte. On lui avait appliqué plusieurs fois, sur l'estomac et à l'anus, des sangsues qui l'avaient plus ou moins soulagée; son médecin les lui avait conseillées depuis peu de temps, et je lui en avais parlé moi-même, la dernière fois que je l'avais vue. Son pouls était assez plein; elle éprouvait des maux de cœur, avec une langue assez nette, et de la fatigue à l'estomac par la plus légère nourriture, ce qui indiquait une pléthore sanguine des vaisseaux de ce viscère. En conséquence, prescription de douze sangsues à l'anus, et écoulement de sang assez considérable.

Le 25, soulagement manifeste, mais soif presque aussi vive qu'auparavant : elle fut calmée par l'eau de Seltz qui ne put être continuée, parce qu'elle excitait la toux, quoique madame de R. avouât s'en trouver bien d'ailleurs.

Le 28, elle était beaucoup mieux : les urines avaient repris un cours abondant, la poitrine était dégagée en grande partie, la respiration presque entièrement libre, et le teint beaucoup plus clair.

Le 27, madame de R. était allée à plusieurs lieues de Paris voir une maison qu'elle désirait occuper pendant toute la belle saison. La campagne lui convenait d'autant mieux, qu'elle avait besoin d'être constamment dans un état de calme parfait, qu'elle était loin de trouver à Paris, où elle recevait, tous les soirs, une société nombreuse dont elle ne pouvait se dispenser de faire plus ou moins les honneurs. Une sensibilité extrême, une vive susceptibilité nerveuse, l'exposaient continuellement à des impressions fâcheuses, qui ne pouvaient qu'entraver sa guérison. Elle sentait elle-même le besoin d'un isolement paisible; et dans cette campagne elle se trouvait à la proximité d'un médecin éclairé, auquel elle avait fait part du traitement que j'employais, et

elle avait été très-satisfaite de voir son opinion
conforme à la mienne. Devant partir au bout
de quelques jours, madame de R. désira empor-
ter des pilules, que je fis composer de manière
à entretenir le cours des urines et celui des selles
sans causer de fatigue; ainsi chaque pilule contenait deux grains de crême de tartre soluble,
un grain de camphre et demi-grain de poudre
de digitale. Je laissai madame la marquise de R.
dans un état très-satisfaisant, délivrée de son
hydropisie de la poitrine et du bas-ventre, ou
du moins, n'en éprouvant plus aucun symptôme,
pour ainsi dire; et l'on pouvait en venir bientôt
à attaquer directement l'espèce de paralysie dont
ses jambes étaient atteintes par l'effet de l'affection goutteuse. Mais sa grande susceptibilité
morale, et les émotions presque continuelles
qu'elle éprouve ne pourraient que ramener les
mêmes accidens, et retarder plus ou moins sa
guérison complète, si, pendant son séjour à la
campagne, qui doit être aussi prolongé que
possible, elle ne suit pas un régime et un traitement convenables; le traitement est dans le cas
d'être modifié ou varié selon toutes les impressions diverses et fréquentes dont cette dame est
susceptible d'être atteinte.

On voit dans cette observation que la combinaison de la digitale pourprée, de la crême de

tartre soluble et du camphre, a suffi pour dissiper les sérosités épanchées dans la poitrine et dans le bas-ventre. J'ai souvent employé avec succès les deux dernières substances réunies, pour déterminer des selles plus ou moins fréquentes et copieuses, dans des cas où ces évacuations étant indiquées, il existait un état d'irritation dans les viscères de l'abdomen.

Je terminerai cette première partie par un rapprochement entre les guérisons pour ainsi dire miraculeuses des hydropisies de poitrine, au moyen de la digitale pourprée, et des cas où cette cruelle maladie, si elle eût été attaquée par ce remède si simple, n'aurait pas fait sans doute tant de victimes, parmi lesquelles on en compte d'illustres, entre autres le grand Frédéric, roi de Prusse. Ce monarque, atteint de tous les symptômes de l'hydrothorax, fut traité par de grands médecins assurément, mais avec des remèdes qui échouaient trop communément contre une semblable affection. Les sels neutres divers, les plantes dites apéritives, les préparations de rhubarbe, d'oignon de scille, l'asa-fœtida et d'autres antispasmodiques, les vésicatoires et d'autres substances usitées alors et même jusqu'à ces derniers temps, avant la connaissance suffisamment répandue de la digitale pourprée, furent employées inutilement et ne produisirent que quelques bons effets momentanés. Quoique ce prince se ménageât peu et continuât à se livrer à de grandes occupations, la maladie ne faisait que des progrès assez lents, et dura onze mois, pendant lesquels il eut quelques intervalles assez longs de soulagement très-sensible, par suite d'évacuations spontanées, ou d'autres efforts salutaires de la nature. Mais la nature et l'art ne se suffisant point, la mort survint au milieu de tous les signes d'un épanchement remplissant toute la capacité de la poitrine, tels que ceux que j'ai rapportés dans plusieurs de mes observations, et qui ont été si heureusement dissipés par la digitale avec plus ou moins de promptitude.

DEUXIÈME PARTIE.

DES PALPITATIONS DU COEUR,

Traitèes avec succés par la digitale pourprée.

LES palpitations du cœur sont des maladies d'autant plus fréquentes, que l'extrême civilisation produisant parmi nous, avec l'énervation physique l'exaltation morale, un accroissement progressif de luxe et d'ambition dans toutes les classes, une tendance aux discussions et aux troubles politiques, par conséquent plus de chances de revers et de craintes, que de satisfaction et de succès, elles trouvent sur la brillante scène sociale, comme dans les réduits obscurs, une source féconde de causes diverses.

Quoique le cœur ne soit point le centre des sensations et des émotions internes, mais bien les plexus ou réseaux nerveux de la région épigastrique, plutôt même que ceux appartenant au cœur, et dont les filets sont à peine sensibles, le cœur n'en devient pas moins le siége des affections maladives, par suite du trouble dans les fonctions de ces plexus nerveux, ou de ce que l'on nomme communément la *sensibilité*. Tout ce qui peut l'affecter péniblement, et même agréablement, d'une manière brusque dans ce dernier cas ; brusque ou lente et concentrée dans le premier, tend à porter le trouble dans ces plexus nerveux épigastriques et dans les nerfs du cœur, quoique ceux-ci soient extrêmement petits, par conséquent dans les mouvemens de cet organe. Ceci suffira pour l'exposition des causes morales des palpitations du cœur ; et il n'est personne qui ne puisse bien se rendre compte des effets de ces diverses impressions produites par une joie subite, par le chagrin, par des mouvemens de colère, etc., qui frappent directement la région précordiale d'une grande agitation, d'un spasme violent, ou d'atonie et de langueur ; ou qui, par l'état spasmodique que ces impressions peuvent occasioner sur les extrémités artérielles de la surface du corps, font refluer le sang jusqu'à un certain point, et en favorisent l'accumulation dans le cœur et les gros vaisseaux.

Explication du mécanisme des fonctions du cœur, pour l'intelligence des causes diverses des palpitations.

En traitant des palpitations du cœur, je crois devoir donner quelques notions sur le mécanisme des fonctions de cet organe, afin que les personnes qui ne sont pas initiées dans les connaissances anatomiques et physiologiques, puissent se former une idée de la manière dont les palpitations ont lieu.

Aujourd'hui, il n'est guère de malade qui ne veuille qu'on lui rende compte de la nature de sa maladie et de celle des remèdes qui lui conviennent ; qui n'en raisonne avec son médecin, quelquefois avec la prétention d'en raisonner mieux que lui, ou avec une sorte de défiance à l'égard de la médecine. Le médecin justifiera la médecine et son opinion en soulageant son malade le plus promptement possible, ou il démontrera les obstacles indépendans de lui, qui s'y opposent. Pour parvenir à ce prompt succès, le médecin doit bien comprendre, et sentir, pour ainsi dire, lui-même le mal que le malade éprouve. Il doit discerner par sa pénétration et par son jugement, la nature et la nuance de la maladie à laquelle il a à faire. Et quelles maladies exigent plus de discernement, que celles qui sont subordonnées aux états nerveux ou spasmodiques, et qui sont si nombreuses, si variées ; qui offrent tant de nuances et de complications diverses, comme on en verra des exemples dans celles qui sont relatives au cœur.

Le cœur qui joue un si grand rôle dans la société humaine, et dont on fait le mobile et le centre de tout ce qu'il y a de grand, de généreux

et de passionné ; qui devient si fréquemment le
synonyme expressif de tout l'être moral : le cœur
n'est pourtant qu'un organe presque passif, le
plus dense, le plus compacte de tous les organes
charnus ; aussi étranger à l'expression la plus
tendre, qu'à l'acte le plus féroce, ou n'y parti-
cipant que mécaniquement et par contre-coup.
Soumis aux expériences, et irrité jusque dans ses
cavités chez des animaux vivans, mis aussi à découvert chez l'homme, par la carie et la destruction d'une partie du sternum, et également
irrité par divers moyens, cet organe n'a fourni
aucun signe de sensation, ou n'en a fait éprouver qu'une très-faible.

En effet, le cœur ne devait être doué que d'une
sensibilité fort obtuse, à raison directe de la pe-
titesse des rameaux nerveux qu'il reçoit, pour
que ses fonctions si importantes ne fussent pas
exposées à être continuellement troublées. Sa
grande contractilité, sa force d'impulsion, portée si loin par quelques physiologistes, et réduite
par d'autres à peu de chose, lui étaient nécessaires pour faire passer le sang dans les artères,
qui jouissent elles-mêmes de la propriété d'agir
sur ce fluide pour en favoriser le cours. Mais ces
propriétés inhérentes aux fibres musculaires du
cœur, et mises en jeu par l'afflux continuel du
sang, plus par sa faible portion de sensibilité

nerveuse, ne sont pas de la même nature que celle-ci, et ne le rendent point apte à être impressionné directement par les causes morales qui influent si puissamment sur le système de la sensibilité. C'est donc moins en raison du degré de cette sensibilité dont il jouit, que le cœur est affecté par les causes morales, que par le trouble de la circulation du sang dans les gros vaisseaux, occasioné par l'affection des plexus nerveux de la région précordiale (1).

Le cœur, dont la forme est à peu près connue de tout le monde, est l'organe central de la circulation, et peut être regardé comme le réservoir du sang. Il est situé au milieu de la poitrine, dans l'intervalle qui sépare les deux poumons. Si ses battemens se font sentir sur le côté gauche, c'est que sa pointe est tournée vers ce côté, et que les battemens sont produits par cette pointe du cœur qui frappe, à cet endroit, les

____

(1) Quelques points de cette explication des fonctions du cœur trouveront peut-être des contradicteurs; et le rôle presque passif auquel je réduis le cœur, révoltera sans doute les personnes qui ajoutent à ce mot tant de charme et de prix. Mais je préviens que jusqu'ici tous les physiologistes ne se sont guère accordés sur les explications qu'ils en ont eux-mêmes données. La mienne, qui est basée sur ce qu'elles ont toutes de plus positif ou de plus vraisemblable, me paraît aussi claire, aussi satisfaisante que les autres.

parois de la poitrine, près de l'extrémité antérieure de la sixième des vraies côtes. Il est bon
d'observer que ces battemens ne sont point un
effet de la contractilité ou de l'irritabilité du
cœur, mais qu'ils sont absolument mécaniques ;
qu'ils sont dus soit à l'entrée rapide du sang dans
les oreillettes qui en sont subitement remplies,
et qui ayant un point d'appui contre la colonne
vertébrale, poussent les ventricules en avant ;
soit à ce que les artères aorte et pulmonaire, qui
forment une courbe à leur sortie du cœur, tendant à se redresser par la forte impulsion du
sang qu'elles reçoivent, soulèvent ces mêmes
ventricules, et leur font décrire un arc de
cercle.

Le cœur est renfermé dans une enveloppe
membraneuse où il est libre, et à laquelle il ne
tient que par les gros vaisseaux qui en partent
ou qui y aboutissent. Cette enveloppe porte le
nom de *péricarde*, et sa surface interne est continuellement humectée par un liquide séreux,
pour prévenir les adhérences qui pourraient se
former entre l'enveloppe et le cœur.

Cet organe est, comme je l'ai dit, une masse
charnue, musculaire, creuse et présentant deux
cavités distinctes, que l'on nomme *ventricules*
droit et gauche : le dernier est beaucoup plus
volumineux, plus épais, et un peu plus allongé

que l'autre. Ils sont tous les deux surmontés d'un appendice ou petit sac musculo-membraneux, adossés l'un à l'autre et qui portent le nom d'*oreillettes :* de sorte que l'ensemble du cœur se compose de quatre cavités, deux à droite et deux à gauche, avec communication de chaque oreillette au ventricule qui lui correspond.

Le sang rapporté de toutes les parties du corps par les veines, est versé dans l'oreillette droite, et de là dans le ventricule du même côté, lequel, stimulé par ce liquide, se contracte et le fait passer, par un canal nommé *artère pulmonaire*, dans les poumons où il se revivifie; où de noirâtre et impropre à la vie qu'il était devenu en parcourant tous les points de l'économie, et en y laissant ce qu'il avait de plus subtil et de propre à chaque organe, il reprend une couleur rouge, vermeille, et la propriété vitale, par l'action du gaz oxigène ou air vital, contenu dans l'air atmosphérique, et absorbé par la respiration.

Des poumons, le sang est rapporté dans l'oreillette et le ventricule gauche : ce dernier, par une contraction analogue à celle du premier, le pousse dans un tube volumineux, appelé *artère aorte,* qui, par mille ramifications, le porte dans tous les organes et dans toutes les parties du corps , où les radicules veineuses le pompent par l'intermédiaire de très-petits tubes nommés *vaisseaux capillaires*. Ces veines naissantes le transmettent à d'autres veines progressivement plus grosses, et enfin à celle que l'on nomme *veine cave*, qui le verse dans l'oreillette droite, comme je l'ai dit. C'est donc ce mouvement alternatif et continuel du sang qui constitue la circulation sanguine dès le moment de la naissance ; car, dans le fœtus, elle subit des modifications dont l'exposition n'entre point dans mon plan.

Les cavités du cœur sont sujettes à diverses altérations qui, en troublant ses mouvemens, ou en opposant un obstacle immédiat au libre trajet du sang, donnent lieu aux battemens insolites, irréguliers, forts et fréquens, ou obscurs et ralentis, qui constituent les diverses variétés des palpitations. Ces obstacles à la libre circulation du sang sont matériels ou simplement nerveux, c'est-à-dire, subordonnés à un surcroît, ou à un affaiblissement, ou à une gêne de l'action vitale dont les nerfs sont les agens pour tous les organes.

Les obstacles matériels sont des concrétions fibreuses, graisseuses, albumineuses, polypeuses, pierreuses, flottantes dans les cavités du cœur, ou adhérentes à leurs parois ; des ossifications d'une partie de ces parois, des valvules ou *sou-papes*, qui sont à l'entrée ou à l'issue des diverses cavités et des gros vaisseaux qui y aboutissent, pour empêcher le reflux du sang qui y entre ou qui en sort. Ces obstacles peuvent aussi être dans les gros vaisseaux, près des cavités du cœur. Selon que l'empêchement à la circulation se trouve dans les cavités droite ou gauche, les palpitations ont lieu à la partie antérieure et inférieure de la poitrine, ou vers la partie un peu postérieure du côté gauche.

Si une portion des parois des cavités du cœur, se trouvant relativement plus mince ou plus faible, naturellement ou par une cause mécanique quelconque, vient à se dilater, à s'étendre et à céder progressivement à l'impulsion du sang, il en résulte un anévrisme qui, tôt ou tard, doit se rompre et éteindre subitement la vie, par l'effusion soudaine et à grands flots du sang dans la poitrine. Les palpitations terribles qui accompagnent l'anévrisme du cœur, celles souvent moins fortes et moins tumultueuses, qui suivent les autres altérations de cet organe, que je viens de désigner, sont hors de la portée de tous les moyens de guérison ; mais, je le répète, la digitale en ralentit la marche, en calme les accidens, et en éloigne plus ou moins le dénouement funeste.

Les autres causes physiques ou matérielles des palpitations du cœur sont, une jetée sur cet organe ou sur ceux qui l'avoisinent, des affections goutteuse, rhumatismale, catarrhale, dartreuse; de la gale, de la petite vérole, de la rougeole, etc. Ces causes tendent à donner à la maladie un caractère beaucoup plus dangereux, en produisant une inflammation sourde et aiguë du cœur; et à la rendre beaucoup moins susceptible de céder à la seule administration de la digitale, quoique, dans quelques-unes de ses circonstances, elle ait suffi pour dissiper complètement les accidens, comme je le démontrerai.

Les obstacles par état nerveux ont été expliqués dans le deuxième paragraphe.

On voit continuellement des personnes qui disent que leur maladie *ne tient point aux nerfs; qu'elles ne sont point nerveuses,* parce qu'elles n'éprouvent pas des mouvemens convulsifs ou d'autres symptômes vaporeux : que ces personnes sachent donc que nous ne vivons, que nous ne sentons physiquement que par la sensibilité inhérente à tous nos organes, et dont les nerfs sont les agens et les interprètes, comme je l'ai déjà dit; que ce qui se passe en grand dans les mouvemens convulsifs à l'extérieur, chez certaines personnes, se passe en petit à l'intérieur, chez d'autres; et enfin, que toutes les maladies, chez les personnes de toutes les classes, robustes ou délicates, sont plus ou moins soumises à l'influence du système nerveux.

C'est principalement dans les palpitations nerveuses, simples ou même compliquées, sans lésion organique grave, que l'on peut se promettre, sinon toujours, du moins très-fréquemment, un succès certain de l'emploi de la digitale pourprée, lorsque les autres remèdes ont été administrés inutilement. En dissipant des accidens qui ne paraissent pas encore très-alarmans, elle en prévient de graves qui tendent à devenir funestes.

Les palpitations du cœur s'étendent plus ou moins, à droite ou à gauche de cet organe, selon que l'un ou l'autre de ses ventricules est le siége de l'affection; et avec des battemens plus ou moins forts, élevés et rapides, suivant le degré de cette affection. Le seul aspect des malades indique ordinairement la maladie, par le soulèvement plus ou moins considérable des vêtemens qui recouvrent la poitrine, et par un état de malaise, de gêne et d'anxiété, empreint sur la physionomie. Le pouls est irrégulier, intermittent comme les battemens du cœur. Mais il est des cas de palpitations où le pouls reste régulier : ce sont, vraisemblablement, celles qui tiennent à la lésion des oreillettes. D'autres fois le pouls est faible et petit, quand les palpitations sont fortes. Souvent, en approchant l'oreille de la paroi thorachique, on entend un bruit sourd ou plus ou moins sec, produit par l'embarras que le sang éprouve à traverser les cavités du cœur, ou par la force même des pulsations. Souvent aussi les palpitations, quoique plus concentrées, et ne se manifestant pas par des battemens aussi forts et tumultueux, n'en sont pas moins pénibles, et méritent également de fixer l'attention.

Il ne faut pas confondre les palpitations du cœur avec celles que l'on remarque fréquemment au-dessous et un peu à gauche de l'estomac, lesquelles partent de l'artère ou tronc cœliaque, et s'observent plus particulièrement chez les personnes hypochondriaques et mélancoliques, sans être dangereuses.

Variétés dans la nature, les causes et le traitement des palpitations.

Il est, dans la nature et dans les causes des palpitations du cœur, des différences et des nuances qui doivent faire varier ou modifier leur traitement.

Je ne suivrai point les auteurs dans toutes les variétés de palpitations qu'ils ont décrites, et dont le tableau convient mieux à un travail nosologique qu'à la nature de celui-ci. Ces variétés nombreuses sont presque toutes relatives aux diverses lésions des différentes parties qui constituent l'appareil du cœur, aux diverses maladies dont les palpitations sont un symptôme ou un épiphénomène, et dont le traitement doit être subordonné à celui de ces maladies, sauf les indications de la digitale dont l'emploi peut être plus ou moins heureux. J'indiquerai celles de ces variétés des palpitations qui compliquent plus communément les autres maladies. Je réduirai à quatre espèces et à huit variétés principales, les palpitations qui, seules, constituent la maladie plus ou moins grave d'une infinité de personnes qui, sous les autres rapports, jouissent d'une santé bonne ou altérée seulement par l'effet des palpitations ou de l'affection du cœur qui y donne lieu, et qui sont susceptibles de guérison. Je m'attacherai surtout à faire ressortir les nuances opposées de l'état nerveux ou spasmodique qui produit les palpitations, et qui n'ont peut-être pas été assez signalées dans les deux variétés décrites brièvement sous les titres de *palpitations nerveuses*, et de *palpitations causées par les passions* (Dict. des Sc. Médic.); ces nuances différentes étant très-importantes sous le rapport du traitement.

Les palpitations qui ne tiennent point à un

anévrisme, ou à une autre lésion grave du cœur ou de ses dépendances, ne sont pas toujours faciles à distinguer de celles qui accompagnent ces lésions, comme on le verra dans quelques-unes de mes observations. Mais dans ces lésions organiques, et surtout dans l'anévrisme, les palpitations sont fortes, larges, tumultueuses, avec une sorte de frémissement ou d'ondulation, qui se propage au loin dans la poitrine, du côté droit ou du côté gauche, selon la circonstance que j'ai exposée. En approchant l'oreille de la paroi thorachique, et souvent même sans cette précaution, on entend un bruit sec, plus ou moins clair ou sourd, ou bien une sorte de trémoussement ou de bruissement. La face est colorée, ou présente des traces d'un rouge foncé ou violet dans quelques-unes de ses parties, ainsi que des bouffissures également partielles ou dans la totalité du visage. Les lèvres, les ailes du nez et les oreilles sont livides; les malades éprouvent des suffocations, des syncopes, ou en sont menacés dans les moindres mouvemens qu'ils font; enfin, les palpitations sont continuelles, pour ainsi dire, tandis qu'elles offrent des rémissions, lorsqu'il n'y a pas d'anévrisme ou d'autres lésions.

PREMIÈRE ESPÈCE DES PALPITATIONS.

Palpitations par sur-excitation.

1°. *Palpitations par pléthore sanguine.* Les palpitations par pléthore ou par trop grande quantité de sang dans tout le système, dans le cœur et les gros vaisseaux, se reconnaissent facilement par l'ensemble d'une constitution sanguine, la force de l'âge, jointes à une irritabilité de caractère, habituelle ou déterminée accidentellement sur la région précordiale par des émotions vives et concentrées. Ces palpitations surviennent aussi par la suppression des hémorroïdes, des règles ou d'autres flux, devenus habituels ou fréquens. Il y a ordinairement sécheresse et chaleur aride de la peau, ou des bouffées de transpirations avec chaleur, quelquefois avec une sensation de froid ; des menaces fréquentes de syncope, un sentiment de poids et de douleur dans la région du cœur et de l'estomac. Les malades crachent assez ordinairement du sang ; la respiration est pénible ; le pouls est plus ou moins dur et plein, le visage fortement coloré, la tête douloureuse et lourde.

La saignée et les sangsues, appliquées à l'anus, à l'intérieur des cuisses, près de l'aisselle gauche, sur la région du cœur, avec des bains de jambes, des boissons tempérantes et un régime convenable, peuvent suffire pour dissiper ces palpitations; mais on est souvent obligé de recourir à la digitale.

2°. *Palpitations par irritation vive seulement.* Les palpitations par irritation vive du cœur ou de ses dépendances, sans pléthore sanguine générale, ou même avec pléthore accidentelle du cœur et des gros vaisseaux, présentent à peu près les mêmes symptômes que les précédentes; mais ils sont moins graves, moins pressans, attendu que le sang menace moins de faire, à chaque instant, irruption par le cœur, par les poumons, etc. Elles se manifestent plus particulièrement chez les tempéramens bilieux, irritables, moroses. Elles passent assez promptement et reviennent de même, selon l'état du moral, et leurs attaques sont souvent longues et alarmantes. La saignée et les sangsues auront un effet avantageux, moins sûr que dans le cas précédent. Le même régime et les mêmes boissons conviennent également, ainsi que les bains tièdes qui seraient contraires dans la première variété. Mais ces palpitations, souvent rebelles à tous les autres moyens, céderont plus ou moins promptement à l'usage de la digitale seule, avec un régime doux, et le calme moral assurera la guérison.

A ces deux variétés, se rapportent les palpitations par mouvemens de colère, par des efforts ou des excercices forcés, par des excès dans les boissons spiritueuses, et qui, quoique n'étant ordinairement que passagères, peuvent cependant devenir habituelles et opiniâtres.

DEUXIÈME ESPÈCE.

Palpitations par faiblesse de constitution, et par des causes débilitantes.

1°. On voit beaucoup d'enfans, de l'un et de l'autre sexe, atteints de palpitations, sans autre cause bien manifeste, qu'une certaine délicatesse ou faiblesse de constitution, qui fait prédominer la susceptibilité nerveuse, surtout celle de la région précordiale, chez les enfans très-sensibles, chez ceux qui sont susceptibles d'une jalousie concentrée, qui constitue une véritable maladie de langueur fort dangereuse.

2°. Souvent les palpitations sont dues au vice funeste, si commun chez les enfans; d'autres fois à une application à l'étude au-dessus de leurs forces. Ces différentes causes de palpitations chez les enfans indiquent assez les moyens qu'il convient d'employer, lesquels sont, pour les uns, une surveillance rigoureuse, et les diversions qui peuvent influer puissamment sur le physique et sur le moral : pour d'autres, une égalité raisonnée dans la tendresse des parens; et dans tous les cas, il faut s'occuper de fortifier tous les organes par une nourriture saine, par des exercices habituels en plein air, avant de soumettre l'esprit à l'étude et à la contention; ou bien, il faut que l'instruction soit dirigée de manière à ne point fatiguer, à ne point ennuyer ces jeunes êtres.

Dans ces palpitations, qui sont souvent rebelles aux autres moyens, et qui peuvent devenir dangereuses, la digitale peut avoir un succès plus ou moins prompt, comme on le verra dans la vingt-troisième observation; mais s'il y a une faiblesse dominante dans les organes de la circulation, il faudra l'associer à d'autres substances antispasmodiques et plus ou moins toniques.

Les enfans peuvent aussi éprouver des palpitations par l'effet de la dentition, de la présence des vers dans l'estomac et dans les instestins. En attaquant les vers par les remèdes qui conviennent dans ces cas, et qui doivent être appropriés à l'état d'irritation ou de débilité qui domine, la digitale peut être employée avec beaucoup de succès, en la joignant à la valériane qui est antispasmodique et vermifuge, de même que le camphre. Le succès de la digitale ne peut guère être douteux dans les palpitations résultant du travail de la dentition, ce remède, d'ailleurs, ne se prenant qu'en très-petite quantité, par fraction de grain, et n'ayant pas de goût qui puisse révolter les enfans.

On a justement révoqué en doute la cause des palpitations par la présence d'un ver dans le cœur.

Troisième espèce.

Palpitations par hypertrophie ou par le volume du cœur naturellement plus considérable.

On voit aussi chez les enfans, et même chez les grandes personnes, des palpitations, pour ainsi dire, continuelles et fortes, surtout dans les différens exercices, et qui gênent sans faire souffrir, ou qui ne font éprouver qu'un essoufflement plus ou moins pénible par l'effet de ces exercices. Ces palpitations, ou plutôt ces battemens du cœur plus forts et plus fréquens, peuvent ne tenir qu'au volume de cet organe relativement plus gros, plus ample chez ces personnes. Ce cas étant moins une maladie qu'une disposition originelle, n'exige que de la modération dans les mouvemens, dans les exercices, dans le régime alimentaire et dans le régime moral, afin de ne pas augmenter la vélocité de la cir-

culation, et de ne pas occasioner l'accumulation
du sang dans les cavités du cœur et dans les gros
vaisseaux, qui pourraient finir par être lésés. Cependant des saignées plus ou moins fréquentes,
des bains de jambes, peuvent convenir d'autant
mieux, que le cœur appelant habituellement à
lui une plus grande quantité de sang, il doit
en résulter, surtout dans les exercices du corps et
dans beaucoup d'autres circonstances, des pléthores dans les vaisseaux de la poitrine et de la
tête, par conséquent des accidens, et dans ces
cas la digitale peut aussi être très-avantageuse.

Quatrième espèce.

Palpitations par état nerveux ou spasmodique.

1°. *Palpitations par état de spasme avec
atonie.* Il est des palpitations qui tiennent à une
débilité du cœur, à une insuffisance d'expansion
de ses cavités ; de sorte que le sang ne les traverse
qu'avec peine, et s'y accumule passivement. Cette
débilité, particulière au cœur et à ses dépendances, ou affectant également le reste du système,
s'accompagne d'une grande sensibilité nerveuse
et morale, excitée par la moindre cause, et annonce une constitution délicate, soit originelle,
soit acquise par des maladies ou par l'abus de la

vie, ou par de longues peines morales. Les urines sont fréquemment pâles et limpides. Ces
palpitations ne doivent pas être traitées comme
si elles dépendaient d'une trop grande excitation
de l'appareil central de la circulation, c'est-à-
dire, par la digitale qui n'agit que comme sédative, ou par les évacuations sanguines et les tem-
pérans, qui affaiblissent. Il faut, au contraire,
chercher à rétablir le jeu du cœur par des
moyens propres à agir sur lui, en portant leur
impression sur tout le système en général, surtout sur celui de la peau, soit pour relever le
ton de tout l'organisme, soit pour ramener
l'équilibre des fonctions entre l'organe lésé et le
reste du système. Ce n'est que lorsqu'on aura
obtenu ces premiers résultats, que l'on pourra
employer avantageusement la digitale, si les
palpitations persistent par l'effet de l'habitude
qu'elles auront contractée.

2°. *Palpitations par un état mixte de débilité
et de spasme ou d'irritabilité.* Très-souvent la
cause des palpitations existe dans une combinaison de débilité et de spasme ou d'irritabilité,
régnant en même temps sur des points différens de l'appareil du cœur, ou l'une sur cet organe, et l'autre sur le reste du système. Les
malades sont d'une grande susceptibilité nerveuse ; leurs fonctions ne s'exécutent qu'avec

irrégularité ; les urines sont tantôt pâles et limpides, tantôt rougeâtres et chargées, surtout le matin. Dans cette variété de palpitations, la digitale, unie aux antispasmodiques un peu excitans ou diffusibles, tels que le castoreum, la valériane, le safran, le camphre, l'éther, etc.; les moyens révulsifs, appliqués sur la peau, tels que les vésicatoires, les frictions, les bains de jambes avec la moutarde, les boissons, les infusions propres à amener des moiteurs plus ou moins soutenues, sont les moyens rationnels les mieux indiqués, mais qui, sans la digitale, peuvent ne produire aucun effet. C'est dans ce cas, comme dans le précédent, qu'un accès ou quelques accès de fièvre, survenant spontanément ou habilement excités par le médecin, seraient très-salutaires, et dissiperaient les palpitations mieux, sans doute, que ne le ferait le traitement le plus convenable, ainsi que je pourrais en citer des exemples. Mais la plupart des personnes atteintes de palpitations, comme d'autres affections nerveuses habituelles, sont peu sujettes à la fièvre, surtout aux fièvres d'accès. Les moyens que je viens d'indiquer produisent, en partie, l'effet qui résulte d'un accès de fièvre, dans le cours de sa période de chaleur, en dirigeant tous les mouvemens vers la peau.

On doit sentir que l'appréciation de ces diverses nuances des palpitations, celle des moyens propres à les combattre, et le mode de leur application, ne peuvent être que du ressort des médecins judicieux et éclairés.

3°. *Palpitations avec anémie ou défaut d'une quantité suffisante de sang, par un état de spasme, et non dues à ce seul défaut de sang, comme l'ont prétendu les auteurs dans de semblables circonstances.* On a donné comme une variété des palpitations par simple débilité, celles qui sont causées par la trop grande fluidité et par la trop petite quantité de sang dans le système, par conséquent dans le cœur et les gros vaisseaux : on a dit *qu'il semblait alors qu'un jeu trop facile du cœur produisait ces palpitations, et que, semblable à un instrument chargé de vaincre une force, il exerçait ses mouvemens avec d'autant plus de facilité, qu'il trouvait moins de résistance ;* puis, *que le cœur n'était pas suffisamment stimulé par le sang appauvri, comme dans le scorbut, la chlorose* (1); ce qui est plus juste, puisque dans le premier cas, le cœur semblerait jouir par lui-même seulement de la faculté de se mouvoir, et ne la tiendrait point de l'impression du sang, ce

______

(1) Dictionnaire des Sciences médicales, article Palpitations : opinion de différens auteurs cités.

qui est trop contraire à l'opinion justement établie à cet égard. Ou bien, *le sang péchant par défaut de quantité, les parois du cœur éprouvent plutôt des frémissemens que des palpitations* (1); mais, dans bien des cas semblables, ce sont des palpitations qui existent, et non de simples frémissemens. Au reste, ces deux opinions, qui n'attribuent les palpitations de cette espèce qu'au défaut de quantité ou de consistance du sang, peuvent être contredites par des faits qui prouvent qu'alors ces palpitations sont dues à un véritable état spasmodique. Il est bien reconnu que rien ne fait prendre le dessus à certains états de spasme, comme les grandes pertes de sang, ainsi que le prouvent les convulsions qui surviennent aux femmes en couches, dans de semblables circonstances (2). Entre plusieurs autres cas de ce genre je citerai le suivant.

---

(1) Portal, dans son précieux recueil de Mémoires *sur la nature et le traitement de plusieurs maladies ;* Paris, 1819, tom. 4.

(2) Entre les différens ouvrages anciens et modernes où il est question des convulsions par l'effet des pertes de sang, je me bornerai à citer, comme un résumé de tout ce qui a été dit, la belle dissertation de M. Baudelocque, docteur en médecine, *Sur les convulsions qui surviennent dans la grossesse, dans le cours du travail de l'enfantement et après la délivrance* (Paris, 1822), pag. 31,

XXe. Observation.

Madame Lacourbassière, de Tencin, âgée de quarante ans, d'une constitution très-délicate et très-irritable, avait eu une couche extrêmement pénible, à la suite de laquelle elle était restée pendant quelque temps, pour ainsi dire percluse des extrémités inférieures, et sa constitution n'en était devenue que plus faible et plus susceptible des moindres impressions. Son teint était pâle, plombé, et elle était fort maigre. Après des alternatives fréquentes de différentes affections plus ou moins graves, et de rétablissement plus ou moins soutenu, pendant plusieurs années, elle eut, dans le printemps de 1813, des pertes sanguines excessives à la suite de ses règles, et qui, pendant plusieurs mois, se prolongèrent, pour ainsi dire, d'une époque à l'autre. Ces pertes s'arrêtèrent enfin, plutôt par épuisement que par l'effet des moyens employés. Madame L. se trouvant dans un état de faiblesse et de souffrance très-alarmant, se fit transporter à Grenoble, pour être plus à la

32, 42, 43. Ce mémoire a été couronné par la Société de médecine de Paris.

portée des secours. Elle eut beaucoup de peine à
y arriver, et il fallut la porter de sa voiture dans
sa chambre. Son pouls était pour ainsi dire nul, la
face bouffie et de la couleur de la cire; les yeux
assez naturels, mais très-sensibles à la lumière,
la malade disant les sentir comme saillant de
leur orbite, et ne voir que très-faiblement. Elle
éprouvait des palpitations de cœur fortes et fréquentes, et l'on voyait les carotides battre avec
une vitesse extrême et une force telle, que tout
ce que madame L. avait sur le cou et sur la poitrine était fortement agité, au moindre mouvement qu'elle faisait, ou même en parlant. L'hypochondre droit était très-tuméfié et fort sensible, ainsi que l'épigastre. Il y avait eu une jaunisse
momentanée. On sentait facilement une portion
du grand lobe du foie saillant hors des fausses
côtes. La gêne de la respiration était considérable, les urines et les selles à peu près naturelles, et il y avait un commencement d'infiltration aux extrémités inférieures et surtout à la
partie inférieure des lombes. Le pouls, à peine
perceptible, était précipité et assez régulier.

Dans cet état de faiblesse extrême et de véritable anémie par les pertes énormes de sang, de
trouble dans les mouvemens du cœur et des gros
vaisseaux, d'oppression, d'anxiété, d'engorgement ou de boursouflement du foie, avec immi-

nence de phlegmasie dans cet organe où le peu de sang qui restait semblait être accumulé, je me bornai à ramener d'abord un peu plus d'équilibre dans la circulation et dans la distribution des mouvemens. Je sentais qu'il ne fallait rien brusquer dans une situation aussi chanceuse. Je prescrivis seulement des bains de jambes fortement sinapisés et aussi chauds que possible; du petit-lait un peu chaud avec quelques grains de nitre, de l'éther et du sirop de fleurs d'oranger; le silence, le calme et la diète, sauf quelques cuillerées de bouillon, car, jusqu'alors, la maláde avait cru qu'elle devait manger pour rétablir ses forces.

Le soir du même jour, il y avait un peu moins d'anxiété. Le lendemain 27 juillet, soulagement sensible par l'effet des bains de jambes et du petit-lait, qui furent continués.

Afin de produire une diversion sur les intestins dont les fonctions étaient restées seules intactes, et sur les organes urinaires relativement à l'œdématie, je prescrivis des pilules de deux grains de camphre et de trois grains de crême de tartre soluble. Il survint des selles liées et fétides, jusqu'à huit ou dix dans la journée, sans que la malade s'en trouvât d'abord plus faible. Son état s'amenda sensiblement, et l'oppression fut beaucoup moins pénible, les battemens du cœur et des carotides moins forts et moins fréquens, la région du foie et de l'estomac moins tendue, et le pouls plus prononcé. Madame L. commença à faire quelques pas dans sa chambre.

Mais le gonflement ainsi que la douleur du foie et la sensibilité de l'épigastre existant encore, quoique à un moindre degré, et me faisant craindre une inflammation sourde dans ces parties, je me décidai à faire appliquer à l'anus quatre sangsues seulement (1). La douleur du

---

(1) La nouvelle doctrine *des Phlegmasies*, dont nous attaquons les prétentions outrées, l'application exclusive, et l'abus qu'on est trop porté à en faire, parce qu'elle rend, au détriment de la science et de l'humanité, la médecine très-expéditive dans son enseignement et dans son application; la nouvelle doctrine, disons-nous, ne nous accusera pas de l'attaquer inconsidérément, lorsqu'elle nous voit faire tirer du sang à une malade qui n'en avait presque plus, et qui était enflée. C'était à une époque où cette doctrine ne faisait pas encore beaucoup de bruit. Déjà plusieurs années avant cette même époque, et lorsqu'il n'était nullement question de cette doctrine renouvelée, j'avais guéri promptement, par une forte saignée du bras et par l'eau de veau, une anasarque ou enflure générale chez un homme jeune encore et habitant la montagne. J'avais aussi traité, avec succès, par des sangsues à l'anus, et même chez des malades affaiblis, des dyssenteries, ou plutôt des diarrhées sanguinolentes, traitement que l'on prétend donner aujourd'hui comme

foie et de l'estomac fut beaucoup diminuée ;
mais la malade se sentit plus faible, et la bouffis-

---

nouveau, et que l'on applique à toutes les diarrhées avec
la moindre douleur dans le ventre ; tandis que, outre
que les sangsues sont inutiles ou même nuisibles dans
beaucoup de cas, il est avéré que l'ipécacuanha est le
remède pour ainsi dire spécifique de certains flux sanguinolens accompagnés de douleurs et d'épreintes vives.
Avant la nouvelle doctrine, les médecins observateurs et
qui réfléchissent, ont toujours su apprécier les cas où il
fallait tirer du sang ; mais ils ont su apprécier aussi ceux
où il fallait l'épargner, et ils ne s'en sont pas laissé imposer par toutes les apparences en faveur ou contre les
émissions sanguines. Ainsi, dans des cas analogues à celui
qui fait le sujet de cette observation, après de grandes
hémorragies, chez des femmes épuisées par des pertes
sanguines, on a toujours su ou du moins on sait depuis
long-temps qu'il arrive souvent que l'on est obligé de tirer
du sang ; parce que, dans ces cas d'épuisement, si l'écoul-
lement de sang s'est arrêté promptement, ses vaisseaux
étant fort rétrécis peuvent encore se trouver pleins. Alors
des états de spasme se formant d'autant plus facilement
par les moindres causes, à raison de l'atonie générale,
contribuent puissamment à ce rétrécissement des vaisseaux. Les plus petits d'entre eux et les capillaires étant
devenus pour ainsi dire imperméables par la diminution
de leur diamètre et par l'atonie générale, il se forme des
stases ou stagnations de sang, par conséquent des pléthores relatives, et des inflammations, passives sous un
point de vue, et même actives sous un autre, dans certains

sure générale augmenta , quoiqu'il ne se fût écoulé qu'une petite quantité de sang , ou plutôt de sérosité sanguinolente. Un autre médecin

organes, surtout dans les parenchymateux , comme cela eut lieu dans le foie, chez la malade de cette observation. Déjà , avant ce cas , j'en avais vu d'autres analogues, où j'avais été obligé de faire de petites saignées pour dissiper des phlegmasies imminentes. On sent bien que ces saignées doivent être modérées , puisque madame L. fut encore plus affaiblie qu'elle ne l'était auparavant , par l'application de quatre sangsues seulement; mais dans d'autres cas plus ou moins semblables, la saignée ou les sangsues affaiblissent beaucoup moins.

On doit être étonné de ne trouver dans les articles *pléthore* , *inflammation* , *phlegmasie* , *hémorragies* , du Dictionnaire des sciences médicales, rien de relatif à ces pléthores, à ces inflammations relatives par suite des grandes évacuations sanguines. Ce n'était pas la peine de faire des doubles et des triples emplois de ces articles comme de tant d'autres, et d'arriver à soixante gros volumes, pour omettre des points de doctrine très-importans. Il est vrai que celui-ci n'a guère fixé l'attention des auteurs; et je ne vois pas qu'il ait été traité par aucun de ceux qui sont le plus connus. Mais le Dictionnaire des sciences médicales, qui promettait tant, ne devait rien omettre de tout ce qui pouvait être connu jusqu'à présent. Cet ouvrage , en nous donnant à peu près tout ce que la science a de bon , laisse néanmoins à désirer beaucoup de bonnes choses, et à regretter d'y en trouver de bien mauvaises.

fut alors appelé en consultation, et adopta le genre de traitement suivi.

L'hypochondre droit et la région épigastrique étaient beaucoup plus souples et tendaient à revenir à leur état naturel. Mais les selles fréquentes augmentant bientôt la faiblesse, la crême de tartre fut remplacée, en même dose, par l'asafœtida dans les pilules de camphre, et la malade en prenait deux toutes les quatre heures, ainsi qu'une tisane de chiendent et de cerfeuil avec quelques gouttes d'acide nitrique dulcifié, puis de la terre foliée de tartre (acétate de potasse). Madame L. prenait en même temps des infusions antispasmodiques et d'assez fréquentes doses d'éther. Ces moyens produisirent de suite un très-bon effet. L'hypochondre et l'épigastre achevèrent de se dégonfler ; la respiration devint libre, les palpitations et les battemens des carotides disparurent. Le 7 août, madame L. entra en convalescence, et le 11, elle commença à faire des promenades en voiture, dont elle se trouva bien.

Quelques retours de fatigue, d'oppression et d'œdématie aux extrémités, occasionés par des affections morales, presque habituelles chez cette dame, furent dissipés par les mêmes pilules, ou par d'autres substances analogues, qui, en combattant l'état spasmodique, entraînaient les sérosités par les urines. Vers la fin du même mois (août), madame L. repartit pour sa campagne où elle continua à aller mieux, et où elle reprit bientôt une meilleure santé.

On trouvera peu d'exemples plus frappans d'anémie ou de défaut de sang que celui que présente cette observation, chez une dame d'une constitution déjà très-débile et vraiment cachectique, épuisée, en outre, par des pertes de sang considérables et continuelles pendant plusieurs mois de suite. Les palpitations fortes et fréquentes, les battemens violens des carotides qu'elle éprouvait dans cette circonstance, n'étaient pas de *simples frémissemens;* et, d'un autre côté, le cœur ne devait pas être stimulé par le sang, de manière à se mouvoir aussi violemment. Ces accidens commencèrent à être calmés le même jour ; le lendemain, ils diminuèrent considérablement, et disparurent peu de jours après, par des moyens révulsifs, calmans et antispasmodiques. Le sang aurait-il pu, dans l'espace d'un jour, et avec quelques cuillerées de bouillon seulement pour nourriture, recouvrer assez de consistance, et se reformer en quantité suffisante, pour agir sur le cœur, de manière à opérer si promptement un changement avantageux ? Pouvait-il même, au bout de quelques jours, reprendre assez d'activité et de force pour dissiper

les palpitations ? Il serait absurde de le penser.
Ces palpitations ne pouvaient donc dépendre
que d'un état de spasme intense fixé sur le cœur,
s'étendant même jusque sur l'aorte, vu les battemens des carotides, et auquel la constitution et
le moral de la malade donnaient tant de prise.
Cet état spasmodique céda d'autant plus facilement aux premiers moyens employés, qu'il était
récent ; et que ces moyens, propres à agir sur
tout le système en même temps, convenaient
mieux, au premier abord , que la digitale qui ne
pouvait pas agir d'une manière aussi générale.

Il est des palpitations qui existent depuis
long-temps, avec tous les signes d'une bonne
santé, sauf une gêne plus ou moins pénible de
la respiration, et dont il est difficile d'assigner
la véritable cause , surtout quand on ne voit ces
personnes qu'une fois, comme dans le cas suivant.

XXIᵉ. OBSERVATION.

Un général d'artillerie, âgé de soixante-dix
ans, demeurant dans le faubourg Poissonnière,
d'une belle constitution, et annonçant encore
beaucoup de vigueur, était atteint, depuis quarante ans, de palpitations qui survenaient plus
ou moins fréquemment, selon les circonstances
dans lesquelles il se trouvait, et selon qu'elles

influaient sur son moral, très-susceptible d'ailleurs. Ces circonstances avaient été souvent pénibles pour lui, surtout en temps de guerre, par l'activité continuelle à laquelle il fallait qu'il se livrât, et étant auprès de BONAPARTE dont les ordres directs devaient rendre cette activité bien plus considérable encore. Depuis que ce général jouissait du repos, et menait, à Paris, une vie paisible et sobre, ses palpitations n'avaient pas cessé d'être fréquentes et presque habituelles, par les moindres causes qui pouvaient l'affecter. Il vint me consulter dans le mois d'avril 1822; son teint était fort bon, le pouls fréquent, assez gêné, et les pulsations ne s'achevant qu'imparfaitement. Il éprouvait un sentiment de gêne dans la région du cœur où la percussion n'eut qu'un résultat très-douteux, à raison de l'épaisseur et de la graisse des tégumens, et il lui survenait des baillemens prolongés qui sont chez lui extrêmement fréquens. La respiration était un peu embarrassée, comme elle l'est habituellement, sans une augmentation bien sensible de cette gêne dans la marche même ascendante. La peau était et avait toujours été sèche, rugueuse et comme écailleuse dans les membres et sur tout le tronc, ne s'étant jamais prêtée à la transpiration que dans de grandes fatigues, et seulement autour du ventre.

Cés palpitations et l'affection du cœur qui les produisait ne pouvaient tenir qu'à une lésion peu grave de cet organe, telle que l'ossification de l'une au moins des trois valvules de l'aorte. Je fis sentir à M. le général qu'il était bien douteux qu'on pût le délivrer de ces accidens qui ne l'empêchaient pas, à son âge, de jouir d'ailleurs d'une bonne santé. Il désira néanmoins faire usage des pilules de digitale, que je fis composer avec un grain de la poudre de cette plante, deux-grains de camphre et un tiers de grain d'extrait de jusquiame. Je prescrivis aussi des bains de jambes avec la moutarde, du petit-lait tiède et des grands bains, sans espérer un résultat bien sensible de l'emploi de ces moyens.

Maladies que l'on peut prendre pour des palpitations du cœur, et pour une affection particulière à cet organe.

J'ai déjà parlé (page 67) des palpitations du tronc ou artère cœliaque, qui sont assez communes chez beaucoup de personnes, surtout chez celles qui sont atteintes d'hypochondrie. Je ne m'étendrai pas particulièrement sur cette affection, qui peut cependant se rapprocher de mon sujet, par les palpitations du cœur auxquelles elle peut aussi donner lieu, et qui, dans tous les cas, se trouvent comprises dans l'une des variétés que j'ai indiquées. Mais je dois signaler une maladie qui a beaucoup d'analogie avec celle qui m'occupe, et qui offre néanmoins des différences telles qu'une méprise à cet égard pourrait être mortelle.

Cette maladie est celle que l'on a désignée sous le nom de *sténocardie* ou de *sternalgie*, ou *d'angine de poitrine*. Elle peut avoir les mêmes causes que les palpitations du cœur, et parmi ces causes, les peines morales, vives et profondes, en sont une des plus ordinaires. Elles offrent toutes deux le même état d'anxiété, de gêne de la respiration, de trouble dans les organes de la poitrine et de l'épigastre, la même irrégularité dans le pouls. Mais l'angine de poitrine a pour signe caractéristique, une douleur profonde ou une constriction très-forte à travers le sternum ou partie antérieure de la poitrine. Cette douleur répond au dos, se propage sur les parties latérales du cou, ou produit un sentiment de strangulation ; elle s'étend le long des bras, communément jusqu'au coude, des deux côtés ou d'un seul, selon qu'elle occupe les deux ou un seul côté du sternum. Parmi plusieurs exemples de cette maladie qui se sont présentés à moi, j'en ai vu un bien remarquable chez un monsieur âgé de quarante ans environ, et qui vint me consulter dans le mois de mars. Il avait eu

beaucoup de peine à se rendre chez moi; et quoiqu'il s'y fût reposé assez long-temps, il éprouvait un état d'anxiété extrême, qui le forçait de
se tenir debout, appuyé contre la cheminée. Il
ressentait en même temps un resserrement très-
pénible, transversalement sur la partie antérieure
et inférieure de la poitrine, et sur les bras qu'il
était obligé de tenir élevés alternativement, la
main appliquée au cadre de la glace. La gêne de
la respiration était si considérable, et l'état du
malade si pénible, que je lui fis prendre une
forte dose d'éther, qui lui procura un peu de
soulagement. Sa figure était blafarde et altérée,
le pouls très-lent, concentré et irrégulier. Il survenait des éructations fortes et fréquentes; les
mouvemens du cœur étaient irréguliers et gênés,
par l'effet du spasme violent de toute la poitrine,
plutôt que par celui d'une affection qui fût propre
et particulière au cœur. Ce monsieur semblait
désespérer de sa guérison; et voyant, par ma consultation, que sa maladie pouvait être rebelle,
quoique je cherchasse à le rassurer, il parut peu
déterminé à suivre le traitement indiqué. Je ne
l'ai point revu. Puisse le pronostic que je portai,
en moi-même, sur cette maladie, ne s'être pas
réalisé!

Dans l'angine de poitrine, les mouvemens du
cœur sont bien moins des palpitations fortes et

fréquentes, par une lésion de cet organe, que
des battemens plus ou moins obscurs, plus ou
moins irréguliers, selon la force du spasme qui
règne sur tout l'appareil thorachique. Dans quelques variétés des palpitations, telles que celles
qui tiennent à un état de débilité du cœur et de
ses annexes, à un défaut d'expansion suffisante
de ses cavités, les mouvemens du cœur sont communément obscurs, également petits et comme
embarrassés ; mais dans les palpitations, sauf
celles qui tiennent à un véritable anévrisme du
cœur, ou à une autre affection grave qui simule
l'anévrisme, comme j'en fournirai des exemples,
il n'y a pas un ensemble de symptômes aussi pénibles et aussi pressans, que dans les accès d'angine de poitrine, dont les intervalles et les retours, plus ou moins réguliers et fréquens, sont
bien plus distincts que ceux que l'on voit dans
les palpitations. Une particularité assez constante
dans l'angine de poitrine, c'est que lorsque les
malades vont contre le vent du nord un peu vif,
cela suffit pour déterminer les accès.

La plupart des moyens indiqués dans les palpitations par spasme atonique, conviennent
également dans l'angine de poitrine ; mais ici, il
en faut souvent de plus énergiques ; et tous ceux
que réclament les palpitations par pléthore, par
sur-excitation du cœur et des gros vaisseaux,

telles que la digitale, les évacuations sanguines, etc., seraient très-pernicieux.

Les palpitations les plus graves, sauf encore celles qui résultent d'un anévrisme ou autre lésion organique, sont bien plus susceptibles de guérison que l'angine de poitrine, parce que cette maladie est d'autant plus dangereuse, que sa marche est perfide ; et que, sans paraître alarmante, elle enlève les malades subitement, souvent lorsqu'ils s'y attendent le moins, étant d'ailleurs toujours mortelle tôt ou tard, si elle n'est pas combattue convenablement et de bonne heure.

Telles sont les principales variétés des palpitations du cœur, celles qui se manifestent le plus communément, ainsi que les points de ressemblance qu'elles ont avec d'autres affections qu'il faut bien savoir distinguer, afin de ne pas commettre des méprises funestes. Je fournis des exemples de ces diverses variétés des palpitations, dont le traitement exige des modifications essentielles. Le plus grand nombre de celles que j'ai vues appartenaient à la troisième et à la quatrième espèce, c'est-à-dire, aux palpitations causées par un état nerveux ou de spasme avec débilité, ou avec un mélange de débilité et d'irritation.

Les palpitations ne sont pas toujours conti-

nuelles ; on y remarque assez souvent des intermittences ou des rémissions plus ou moins longues ; mais elles reviennent facilement par les
moindres émotions, ou par des mouvemens un
peu brusques.

Elles s'accompagnent toujours d'une gêne de
la respiration plus ou moins considérable ; et
quand elles sont fortes, d'un état d'anxiété pénible. L'enflure des extrémités ne survient que
lorsque les palpitations existent avec un épanchement dans les cavités de la poitrine ou dans
le péricarde.

Enfin, les palpitations et les accidens qui les
accompagnent sont quelquefois tels, que l'on
croit avoir à faire à un anévrisme du cœur, et
que l'on est étonné de les voir dissipées assez
promptement par la digitale, ainsi qu'on le
verra dans quelques unes des observations suivantes.

XXIIe. Observation.

*Palpitations du cœur, survenant avec une
fièvre catarrhale ; guérison.*

M. Léchère, étudiant au petit séminaire de
Grenoble, et âgé de quatorze ans, fut atteint,

dans le mois de mars 1815, d'une fièvre catarrhale, avec apparence de gastricité. Dans le
courant de la maladie, il se manifesta des palpitations vives, fréquentes et tumultueuses au
cœur, avec un pouls serré, fébrile et très-irrégulier. L'affection catarrhale étant à peu près
jugée au bout de quinze jours, les palpitations
persistèrent avec la même force ; le pouls restant
serré, vif et irrégulier, avec des anxiétés et de
l'oppression au moindre mouvement. Je me déterminai à faire usage de la digitale contre cette
affection, parce que, l'ayant donnée dans une
circonstance où un ensemble de symptômes paraissait annoncer un épanchement de sérosité
dans la poitrine, avec fièvre, toux vive, fréquente et des palpitations, elle n'avait produit
d'autre effet que de diminuer très-sensiblement
ces palpitations, ainsi que la toux et la fièvre,
sans diminuer l'oppression et l'enflure, qui tenaient, selon toutes les probabilités, à des lésions
organiques hors de la portée des remèdes. Notre
jeune malade prit donc des pilules d'un grain
de poudre de digitale et d'un grain de camphre,
qui furent portées progressivement jusqu'à six
dans la journée. Les palpitations commencèrent
à diminuer dès le second jour, et s'affaiblirent
journellement de plus en plus. Le jeune homme

se retira dans sa famille, où il acheva de se rétablir complétement, en continuant pendant quelque temps encore l'usage de ces pilules.

XXIIIe. OBSERVATION.

Palpitations du cœur, paraissant n'avoir pour cause que l'application à l'étude ; guérison.

M. BERLIOUX, étudiant au même séminaire, à peu près du même âge que le précédent, et très-appliqué au travail, commença à éprouver des palpitations au cœur, avec de l'irrégularité dans le pouls, sans signe d'aucune autre affection dans tout le système. Avant d'administrer la digitale, je voulus employer d'autres moyens, pour bien savoir à quoi m'en tenir, relativement aux uns et aux autres. Un vésicatoire appliqué à la cuisse gauche, des bains de jambe avec la moutarde, le petit-lait et différens antispasmodiques semblèrent diminuer un peu les palpitations ; mais au bout de peu de jours, le jeune homme retourna dans sa famille, où il continua à se trouver mieux, sans être entièrement délivré de ces accidens. Vers la fin de l'automne, il revint prendre le cours de ses études, et ses palpitations recommencèrent bientôt à devenir plus fortes, avec des intermittences fréquentes dans le pouls, et un état d'anxiété pénible dans les moiudres mouvemens. Une saignée, des bains de jambes, le petit-lait et les antispasmodiques n'ayant produit aucun effet sensible, j'en vins à la digitale dont les premières doses commencèrent à rendre les mouvemens du cœur plus réguliers. En augmentant d'un grain journellement la dose du remède, les palpitations furent à peu près entièrement dissipées au bout de quinze jours. Il paraît que cette affection était produite par l'application de ce jeune homme à l'étude dont on pouvait difficilement le distraire. Après avoir pris la digitale pendant quelques jours encore, et ne se sentant plus fatigué, il ne voulut pas la continuer. Comme il éprouvait des chaleurs intérieures, je terminai le traitement par l'usage du petit-lait pendant quelques jours. Ce jeune homme ne ressentit plus que par intervalles quelques légers battemens de cœur un peu plus fréquens, même en se livrant aux exercices des autres élèves.

XXIVᵉ. Observation.

Palpitations, avec toutes les apparences d'un anévrisme du cœur ; guérison et rechute funeste survenue accidentellement.

Madame M...., âgée de trente-sept à trentehuit ans, grande, bien faite, et douée d'une sensibilité extrême, avait perdu sa mère depuis six ans environ, d'une maladie semblable à celle qu'elle éprouvait elle-même, c'est-à-dire, de palpitations et de gêne dans la respiration, avec œdématie aux extrémités inférieures; affection que le médecin de cette malade avait dit être une lésion organique du cœur.

Après avoir éprouvé en 1810 des regorgemens de sang considérables, avec une grande gêne de la respiration, qui furent dissipés à deux reprises différentes par des moyens appropriés, la menstruation étant d'ailleurs régulière, madame M. resta, pendant deux ans au moins, dans un état de bien-être soutenu, par l'effet de l'air de la campagne, d'un régime végétal et de l'usage du lait.

En 1813, étant revenue à la ville où elle éprouvait différens sujets d'inquiétude, elle fut atteinte de palpitations violentes et continuelles, avec un pouls très-irrégulier. En appliquant la main sur la région du cœur, on sentait des pulsations larges, fortes, tumultueuses, avec un soulèvement considérable des parois correspondantes. La gêne de la respiration était extrême, et à peine la malade pouvait-elle rester quelques instans dans son lit sans éprouver des suffocations. Elle était dans un état d'anxiété continuelle, et se sentait très-faible. La menstruation continuait

à être régulière. Il survint aux pieds et aux jambes une œdématie qui fit des progrès rapides en
peu de jours.

La percussion de la poitrine offrait partout
un son net, mais douteux, ou plutôt obscur,
sur la région du cœur. Les urines étaient rares,
en petite quantité, à peu près naturelles ; le teint
encore assez bon, et la malade prenait quelques
alimens avec plaisir.

. L'ensemble de ces symptômes, et surtout la
nature des palpitations, me firent croire à l'existence d'une lésion du cœur, c'est-à-dire, d'une
dilatation considérable de l'un de ses ventricules,
plus particulièrement du gauche, ou d'un anévrisme actif de cette cavité. Je soupçonnai aussi
un commencement d'épanchement dans le péricarde, quoique la face ne fût point bouffie, et
ne présentât pas les signes ordinaires dans ce cas,
mais bien une empreinte d'anxiété et de conster-
nation.

Quoique je n'eusse pas d'espoir de guérir une
semblable maladie, j'espérais cependant obtenir
quelque résultat plus ou moins avantageux de
l'usage de la digitale pourprée, soit comme sédative des mouvemens désordonnés du cœur,
soit comme diurétique, en raison de l'infiltration des extrémités et de l'épanchement qui
pouvait se former dans le péricarde. Ainsi je

prescrivis des pilules d'un grain de la poudre des feuilles de cette plante, et d'un grain de camphre. La malade en prit d'abord une, et progressivement jusqu'à quatre par jour, sans éprouver le moindre inconvénient, ni aucun effet relativement aux urines qui étaient toujours aussi rares ; mais il y avait une diminution sensible dans l'oppression et dans les palpitations. Lorsque le nombre des pilules fut porté à six par jour, ces symptômes diminuèrent plus sensiblement encore, et j'eus bientôt la satisfaction de les voir disparaître, pour ainsi dire, entièrement. La malade put rester facilement dans son lit ; elle reprit de la gaieté, et se promenait dans sa chambre sans en être fatiguée. Le pouls n'offrait plus d'intermittences, que lorsqu'elle avait fait des mouvemens plus forts, ou parlé un peu long-temps ; mais surtout, lorsque ses inquiétudes et ses idées tristes s'emparaient d'elle, ce qui lui arrivait fréquemment. L'œdématie des extrémités disparut, et il n'en resta que très-peu sur les pieds, sans augmentation sensible des urines, excepté deux ou trois fois.

Madame M. était depuis huit jours dans cet état de mieux très-manifeste, et elle se flattait, ainsi que moi, de l'espoir d'un véritable rétablissement, lorsqu'elle se sentit tout à coup l'épaule gauche saisie d'une douleur très-vive, qui se propageait le long du bras, avec engourdissement de cette extrémité, et avec rougeur et engorgement très-douloureux sur la main, qui furent bientôt dissipés par l'application de deux sangsues sur cette partie. Cette nouvelle affection avait bien évidemment le caractère rhumatismal; et la malade, qui n'y était point sujette d'ailleurs, crut ne pouvoir l'attribuer qu'à l'air froid et humide auquel elle s'était exposée pendant la nuit, lorsqu'elle était obligée, dans ses grandes fatigues, de sortir brusquement de son lit, et de se mettre à la fenêtre pour pouvoir respirer. La douleur abandonna l'extrémité supérieure gauche, et se porta sur la hanche et l'articulation de la cuisse droite. De là, elle se prolongeait transversalement sur le bas-ventre, où elle produisait comme une ceinture de douleur très-vive, avec la sensation d'un resserrement pénible.

Un pareil assaut d'irritation et de souffrances nouvelles se fit vivement sentir sur la poitrine; l'oppression, les palpitations et les anxiétés reparurent avec autant de force pour le moins qu'auparavant, ainsi que l'enflure des jambes, avec des faiblesses et des angoisses fréquentes et alarmantes. Depuis trois ou quatre jours, la malade avait cessé ses pilules de digitale, qui tout à coup la fatiguèrent, soit par la répugnance qu'elles lui causaient, soit par une impression nouvelle que l'estomac pouvait en ressentir. Cette répugnance la porta à ne pas prendre d'autres pilules calmantes, que je prescrivis pour combattre les douleurs de la cuisse et du ventre, qui furent néanmoins sensiblement diminuées par un vésicatoire appliqué sur la cuisse droite. Mais madame M. s'affaiblissait, et depuis quelques jours, elle était beaucoup changée et maigrie. La face était altérée, le teint un peu plombé, les yeux comme frappés de stupeur, et les palpitations violentes ; la parole arrivait à peine sur les lèvres, et deux mots de suite ne pouvaient être prononcés, même faiblement, sans que l'anxiété et l'essoufflement ne fussent à leur comble. Je demandai une consultation, et l'on fit une nouvelle percussion de la poitrine, qui offrit partout un son net et clair, excepté sur la région du cœur où ce son était absolument mat. On crut donc à un anévrisme du ventricule gauche du cœur, et à un épanchement dans le péricarde. Comme la digitale, en substance et sous forme de pilules, paraissait avoir fatigué l'estomac, dans les derniers jours que la malade en avait pris, il fut décidé qu'on la donnerait en teinture, associée à d'autres substances appropriées. Mais quelques

instans après notre consultation, madame M.
éprouva une crise terrible avec défaillance,
angoisses et face décomposée. Une cuillerée seulement de la nouvelle potion, prise avec peine,
ne fit qu'augmenter la fatigue. Cet état se pro-
longea pendant trois jours encore, avec quelques alternatives de fatigue moins considérable,
mais avec augmentation de la faiblesse, par un
relâchement subit des intestins, et des évacuations fréquentes, qui furent vainement combat-
tues. Cette scène douloureuse, après un espoir
si bien fondé, se termina par un épuisement absolu, par des battemens rapides, faibles et obscurs du cœur, par une profonde altération des
yeux et de la face; et cette intéressante malade
expira du moins sans de grandes souffrances.
L'ouverture du corps, qui aurait offert beaucoup
d'intérêt, ne put pas être faite.

Le bon effet que la digitale avait produit chez
cette malade, la disparition, presque totale et en
peu de jours, de l'oppression, des palpitations,
de l'enflure, et qui faisait espérer une parfaite
guérison, semblerait prouver que le cœur n'é-
tait pas atteint d'un véritable anévrisme, mais
seulement d'une disposition à cette maladie, ou
d'un spasme violent et concentré sur cet organe,
simulant parfaitement cette lésion, et tendant
à avoir le même résultat funeste. Il paraît évi-

dent que, sans l'invasion subite du rhumatisme aigu, et le trouble excessif que l'irritation générale, et les nouvelles souffrances déterminèrent sur une partie qui avait déjà été si fatiguée, la malade aurait pu recouvrer peu à peu une bonne santé ; ou du moins qu'elle aurait poussé sa carrière beaucoup plus loin, en continuant par intervalles l'usage de la digitale, et évitant tout ce qui tendait à la troubler.

XXVe. OBSERVATION.

Palpitations ayant pour cause vraisemblable une affection goutteuse, avec toutes les apparences d'un anévrisme du cœur ; guérison prompte.

M. BRISARD, âgé de soixante ans ; d'une constitution replette, et d'une grande sensibilité, avait commencé, depuis trois ans, à ressentir, par intervalles, de l'oppression lorsqu'il montait un escalier ou un plan incliné, et qu'il éprouvait quelque peine morale. A la même époque, il avait eu une maladie assez grave, produite par un transport de goutte sur l'estomac : il en avait éprouvé depuis quelques années plusieurs accès irréguliers, et les moyens que l'on employa cette fois, l'appelèrent aux genoux. Depuis lors, cette affection goutteuse ne se manifesta point par des attaques sensibles, mais le malade continua à éprouver de l'oppression qui, au commencement de 1815, augmenta beaucoup par de vifs chagrins, et elle devint à peu près continuelle. D'ailleurs M. B. avait de l'appétit, et dormait assez bien pendant la nuit.

Au mois d'octobre 1815, la gêne de la respiration se manifestait par la cause la plus légère; il survenait en même temps un état d'anxiété pénible, des palpitations du cœur vives et tumultueuses, suivies d'une grande irrégularité dans le pouls qui était serré et fréquent. Jugeant, au premier abord, que cette affection était subordonnée à un état nerveux ou de spasme, concentré sur le cœur, à raison de la grande susceptibilité morale du malade, et des circonstances qui ne tendaient qu'à la renforcer, je me bornai à prescrire des bains de jambes sinapisés, des potions, des infusions antispasmodiques et du petit-lait, qui ne produisirent aucun effet sensible. Les attaques de palpitations et d'anxiété continuèrent avec beaucoup d'intensité, ce qui arrivait plus communément le soir, et durait une grande partie de la nuit. La percussion de la poitrine n'offrait un son mat que sur la région du cœur. Cette circonstance, l'absence de toute œdématie aux extrémités, les batte-

mens violens, le pouls serré et très-irrégulier,
avec des intermittences plus ou moins longues,
tantôt après une, deux ou trois pulsations,
tantôt après quatre ou cinq, me firent croire à
un anévrisme du cœur, avec ossification des
valvules aortiques, ou des concrétions dans le
ventricule gauche. Cette opinion fut partagée
par le médecin qui avait vu M. B., dans sa première maladie, et qui fut appelé en consultation dans cette circonstance. Huit sangsues appliquées à l'anus diminuèrent sensiblement
l'oppression et l'anxiété ; mais les palpitations
du cœur et l'irrégularité du pouls persistèrent
au même degré, et furent bientôt suivies d'une
nouvelle anxiété, aussi forte qu'auparavant,
ainsi que de l'impossibilité de conserver une position horizontale. Alors nous prescrivîmes des
pilules d'un grain de digitale, avec un tiers de
grain d'extrait de ciguë et de jusquiame, et une
tisane de camphrée de *Montpellier*. Les premières pilules diminuèrent les palpitations et
l'irrégularité du pouls. Cette amélioration fit des
progrès de jour en jour, par la continuation et
l'augmentation graduée de ces pilules, qui ren-
dirent en même temps la quantité des urines
beaucoup plus considérable.

Enfin, au bout de dix jours, les palpitations,
l'irrégularité du pouls et les autres symptômes

disparurent entièrement ; et M. B. fut parfaitement rétabli dans l'espace de trois semaines.
Il recommença à se livrer à ses occupations ordinaires, et à faire tous les jours d'assez longues
promenades à pied sans être fatigué.

Chez le sujet de cette observation, vraisemblablement comme chez celui de la précédente,
on voit qu'il n'y avait pas d'anévrisme du cœur,
ainsi que nous l'avions cru ; et que l'état de spasme
violent et opiniâtre, fixé sur cet organe, était la
seule cause des accidens. De semblables cas,
pris et traités pour de véritables anévrismes,
sont plus fréquens qu'on ne le pense ; et la méprise dans cette circonstance ne serait qu'heureuse, si le traitement employé ne pouvait pas
être très-préjudiciable. Je fournirai un exemple
d'un cas analogue, où le traitement mis en usage
pour l'anévrisme fut heureusement supprimé à
temps.

<hr>

XXVIᵉ. OBSERVATION.

*Palpitations violentes, par cause d'apparence
rhumatismale ou goutteuse ; guérison.*

Le sieur CHAUMAT de Gresse, dans les mon-
tagnes du Triève, âgé de 18 ans, vint me consulter dans le mois de mai 1815. Depuis plus

d'une année, ce jeune homme avait commencé à éprouver de l'oppression et des palpitations du cœur. Il n'avait eu jusque-là d'autre maladie qu'un rhumatisme vague, ou une affection goutteuse sur les articulations, dont il croyait ne pouvoir attribuer la cause qu'à l'habitude de se coucher sur l'herbe, en allant visiter les troupeaux de son père, sur la montagne. Depuis quelque temps, l'oppression et les palpitations étaient devenues beaucoup plus fortes, surtout à la montée et à la marche. Je les trouvai, en effet, très-violentes, ainsi que les battemens des artères du cou, ou carotides, sans aucune enflure des extrémités ; et, ce qui est plus particulier, avec un pouls assez régulier et sans intermittences. La région du cœur n'offrait qu'un son mat, avec une douleur sourde. Ce son était net et naturel sur tout le reste de la poitrine : nul signe d'aucune autre affection, et le visage encore assez bon, quoique portant une impression de souffrance et d'anxiété. Ce jeune homme éprouvait constamment une gêne pénible de la respiration, et ne pouvait se livrer au moindre exercice, sans craindre d'être suffoqué. Il fut mis à l'usage des pilules de poudre de digitale et de camphre, composées d'un grain de chaque substance. En huit jours il en prit trente, augmentant progressivement le nombre jusqu'à six par jour. Les accidens di-

minuèrent rapidement, et, au bout de quelques
jours encore, le malade repartit, n'ayant plus
de palpitations, ni de battemens des carotides;
il ne lui restait que quelques légères irrégularités dans les pulsations du cœur. Il emporta
cent pilules, voulant en avoir une provision,
soit pour les continuer, soit pour les conserver
et en reprendre au besoin, attendu qu'il se
trouvait à un éloignement considérable de la
ville.

XXVIIe. Observation.

*Palpitations par suite d'affection catarrhale,
et d'une grande susceptibilité nerveuse, avec
apparence d'un commencement d'hydropisie
de poitrine ; guérison.*

Mademoiselle VAUFRÈDE, institutrice, âgée
de vingt-cinq ans, douée d'une grande sensibilité
nerveuse, et ayant toujours été bien réglée,
avait commencé depuis deux ans à éprouver des
rhumes fréquens, avec une toux sèche, sonore
et par quintes. La respiration devint aussi très-
gênée, surtout à la montée, avec des palpitations
vives et fréquentes. La malade conservait d'ailleurs de l'appétit, avait même des besoins de
manger presque continuels, et dormait assez

bien la nuit, mais avec un râlement pénible de
la poitrine.

Ces symptômes, devenus beaucoup plus forts
depuis trois mois par l'effet d'un refroidissement essuyé dans une course, s'accompagnaient
d'une expectoration abondante de flegmes seulement, et d'une douleur au creux de l'estomac
et sur le côté gauche de la poitrine. C'est dans
cet état que je vis mademoiselle V. pour la
première fois, le premier octobre 1817. La gêne
de la respiration était très-forte par momens,
ainsi que les palpitations; le pouls serré, concentré, irrégulier et assez fréquent. La percussion fournissait un son mat à la partie inférieure gauche de la poitrine, et la malade ne
pouvait plus rester couchée qu'en ayant la tête
bien relevée : d'ailleurs point d'enflure aux extrémités. Elle éprouvait encore un mal de tête fréquent, paraissant tenir à l'état nerveux général
qui dominait chez cette malade, et pour lequel
je commençai par lui prescrire, outre des bains
de jambes, une potion calmante et antispasmodique, dans laquelle entraient la valériane en
poudre et la teinture de castor. Les deux premières doses de cette potion calmèrent beaucoup
la douleur de tête; et un vésicatoire, appliqué
sur le côté gauche, enleva celle qui s'était fixée
sur ce côté et sur l'estomac. Mademoiselle V. se

trouva soulagée par l'usage de la même potion
continuée pendant quelques jours ; mais l'oppression et les palpitations persistèrent avec la
même intensité, malgré des pilules composées
de valériane, de camphre et de succin. Alors
j'en fis préparer d'autres avec la poudre de feuilles de digitale, du camphre et de l'extrait de
jusquiame, par tiers de grain de ce dernier, en
continuant la même potion, comme auxiliaire
contre l'état nerveux toujours imminent. Les
premières pilules augmentèrent beaucoup la
quantité des urines, et diminuèrent sensiblement
les palpitations et l'oppression. La malade, qui
n'était venue à la ville que pour consulter, et y
faire les premiers remèdes, se trouvant beaucoup
mieux, s'en retourna chez elle, à six lieues de
là, emportant des pilules, avec des conseils
pour le régime et quelques autres moyens à
employer, selon les circonstances. Le voyage
qu'elle fit, partie en voiture, et partie à pied,
la fatigua, et renouvela les accidens qui se dissipèrent par le repos et l'usage de la digitale. Elle
m'écrivit pour m'instruire de ces détails, et me
prier de lui faire préparer les mêmes pilules dont
elle se trouvait très-bien. Elle se rétablit parfaitement au bout de peu de temps, et reprit ses
fonctions qu'elle avait été obligée de cesser.

XXVIIIᵉ. Observation.

Palpitations par un véritable anévrisme du cœur, avec hydropisie du péricarde, selon toutes les apparences ; soulagement remarquable produit par la digitale, et mort hâtée par des imprudences.

Le sieur BARRAL, de Biviers, âgé de vingt-six ans, avait été sujet à des hémorragies nasales fréquentes, qu'il avait cessé d'éprouver depuis six ans environ. Dès lors il commença à ressentir de l'oppression, avec des palpitations, et à rendre des crachats rouillés par intervalles. Depuis un an, les palpitations étaient plus fréquentes, plus fortes, et l'oppression plus considérable, surtout à la montée.

Au premier mars 1816, lorsque je vis le malade pour la première fois, les accidens avaient pris encore plus d'intensité depuis huit jours. Il survint des regorgemens de sang copieux et fréquens. Je le trouvai avec le visage presque entièrement livide et enflé, ainsi que le cou ; éprouvant une gêne extrême de la respiration, et ne pouvant rester sur son lit. Pouls à peu près nul, palpitations extrêmement fortes, continuelles et tumultueuses, suivies d'une sorte de frémissement, avec un son très-mat sur la région du cœur, et une très-grande faiblesse, qui m'empêcha de pratiquer de suite une saignée, d'autant plus que les regorgemens de sang considérables pouvaient en tenir lieu. Les jambes et une partie des cuisses étaient très-froides. Je me bornai à prescrire d'abord des bains de jambes trèschauds, et chargés en moutarde, avec un large vésicatoire à la cuisse gauche. La vive impression de l'eau sinapisée sur les extrémités inférieures diminua la force des accidens; le malade respira un peu plus facilement, et les pulsations du pouls se firent mieux sentir.

Dans une situation aussi critique, qui ne permettait aucun espoir de guérison, je me déterminai à employer la digitale, et j'envoyai chercher de suite des pilules, composées de deux grains de cette plante et d'un grain de camphre. Lorsque ce jeune homme en eut pris deux, il commença à se trouver mieux; il eut encore un regorgement de sang assez considérable. Continuation des pilules, augmentées d'une chaque jour. Le 4, je le trouvai mieux encore; le pouls était assez bon et régulier, les palpitations moins fortes, moins fréquentes, mais toujours avec le même frémissement, et se prolongeant comme en ondulations. La face était devenue naturelle et les lèvres vermeilles. L'émission des urines

était fréquente et considérable; le malade en
avait rendu presque un plein vase en une seule
fois. Les jambes étaient enflammées et presque
entièrement ulcérées par l'effet des bains à la
moutarde. Barral continua à se trouver mieux,
et je ne le revis que le 13. Les palpitations, toujours moins fortes et moins fréquentes, étaient
encore à quatre-vingt-huit environ par minute,
avec la même sensation d'ondulation et de frémissement sous la main. Ce frémissement se prolongeait sous le sein droit, comme les vibrations
d'une corde tendue. Depuis quelques jours, le
malade pouvait rester la nuit dans son lit, sans
avoir la tête aussi relevée, et il faisait quelques
pas sans être plus fatigué; les crachats étaient
encore un peu sanguinolens.

Ce malheureux jeune homme, se fiant au
mieux être qu'il éprouvait, ne voulut plus prendre de pilules, et ne suivit pas les conseils que
je lui donnai de se maintenir dans le plus grand
calme de corps et d'esprit. J'avais fait sentir à
sa famille toute l'importance de ces conseils,
en la prévenant du dénouement funeste que
cette maladie aurait, plus tôt ou plus tard, selon
l'exactitude que l'on mettrait à exécuter le traitement. Il voulut se promener dans le jardin :
à la seconde fois, il lui survint des regorgemens de sang, dans l'un desquels il mourut.

J'avais prié une voisine de me faire prévenir de
suite, en cas de mort, afin de procéder à l'ouverture du corps; mais elle n'en fit rien, et je
ne fus instruit de cette mort que quelques jours
après.

D'après les bons effets que la digitale avait
produits dans ce cas désespéré, il est bien à regretter que la cessation de ce remède, et les imprudences que commit le malade, n'aient pas
permis de savoir jusqu'à quel point il aurait porté
le soulagement et prolongé l'existence.

Je pourrais citer plusieurs autres cas, où la
digitale m'a réussi, plus ou moins, contre des
palpitations compliquées d'affections graves qu'il
n'était pas donné à ce remède de pouvoir dissiper. La dernière observation et quelques-unes
des précédentes (24ᵉ et 25ᵉ) suffiront pour montrer tout ce que l'on peut en espérer, dans un
grand nombre de ces maladies qui sont ou qui
paraissent être au-dessus des ressources de la
médecine, et qui ont résisté aux autres remèdes
connus.

XXIXe. OBSERVATION.

Palpitations invétérées, par suite d'une affection du foie promptement disparue, et d'une constitution faible avec une grande susceptibilité nerveuse ; guérison.

Mademoiselle ANNE BLENCFORT, Anglaise, âgée de vingt-cinq ans, fixée en France depuis trois ans, et habitant la rue des Champs–Élisées, avait déjà éprouvé en Angleterre un gonflement dans l'hypochondre droit, que l'on avait traité pour une affection du foie, et qui avait été dissipée promptement. Cette demoiselle ressentit bientôt des battemens de cœur beaucoup plus fréquens qu'à l'ordinaire, par le moindre exercice, en marchant, et surtout par une progression ascendante. Elle était maigre, avait le teint blème, et toute sa physionomie annonçait un état de souffrance lorsqu'elle vint me consulter, le 20 mars 1822. Les palpitations étaient fortes et fréquentes, le pouls concentré et assez accéléré ; la malade ne pouvait parler que bas et avec peine. Elle éprouvait une sensation douloureuse dans tout le côté gauche de la poitrine et de la partie supérieure du ventre, et ne pouvait nullement rester couchée sur ce même côté.

Elle était d'ailleurs assez bien réglée, mais autant en blanc qu'en rouge ; et quoiqu'elle eût de fréquens besoins de manger, que la digestion se fît bien, la nutrition s'exécutait mal, puisque cette demoiselle semblait tendre à un état de marasme ou d'étisie. En outre, tout annonçait chez elle une grande susceptibilité nerveuse.

Mademoiselle Blencfort avait consulté un praticien célèbre de la capitale, et s'était d'abord trouvée assez bien des remèdes qu'il lui avait prescrits, lesquels consistaient en bols ou pilules, composées de substances antispasmodiques, et même d'extrait de digitale. Mais ensuite on l'avait mise à l'usage d'un mélange de substances amères et toniques, qui n'avait produit aucun bon effet, et avait même semblé l'irriter. Enfin, le médecin qui la soignait l'avait condamnée, d'après ce que me dit une dame qui l'accompagna chez moi, dans l'une de ses visites.

Dans cet état compliqué de faiblesse et d'irritation qui se manifestait par une soif presque continuelle, par une couleur vive des bords de la langue et la fréquence du pouls, je cherchai d'abord à calmer l'irritabilité, sans affaiblir le système, et en attaquant en même temps l'affection du cœur ou les palpitations. Je prescrivis des pilules d'un grain de camphre, de deux grains de valériane en poudre et d'un tiers de grain de poudre de digitale, pour en prendre deux le premier jour, puis en augmentant le nombre progressivement. Je prescrivis aussi du petit-lait un peu chaud avec de l'eau de fleurs d'oranger et du sirop de limon ou de groseilles, à cause de la soif continuelle.

Mademoiselle Blencfort revint chez moi le 29 mars. Ses palpitations étaient les mêmes, mais elle dormait mieux qu'elle ne faisait auparavant, et elle se sentait un peu plus calme. Elle avait pris jusqu'à six pilules par jour, et par consé-quent, près de deux grains seulement de digi-tale. Elle m'observa que le petit-lait ne lui pas-sait pas bien, mais son altération était beaucoup diminuée. Le pouls était encore vif, fréquent et concentré. Nouvelle prescription de pilules d'un grain de digitale et de camphre, avec un tiers de grain d'extrait de jusquiame; infusions de fleurs de tilleul et de feuilles d'oranger, à prendre dans la journée.

La malade revint dans le courant d'avril, beaucoup plus contente de sa situation : elle avait pris également jusqu'à six des nouvelles pilules par jour, et en avait éprouvé quelques pesanteurs de tête. Les palpitations, le mal de tête, et quelques autres souffrances étaient diminuées *de plus de la moitié,* ce fut son expression. Le pouls était beau-coup plus régulier et souple, quoique encore un peu fréquent; le teint était bien plus naturel et les forces plus considérables. Cette demoiselle avait voulu venir à pied de la rue des Champs-Élisées, ce qu'elle n'avait pas pu faire auparavant. Elle pouvait se tenir couchée sur le côté gauche, avait bon appétit et n'était plus altérée. Troisième prescription de pilules, au nombre de quarante-huit, et composées comme les précédentes.

Le 17 mai, mademoiselle Blencfort vint chez moi, paraissant très-satisfaite, et en me disant que c'était moins pour ses palpitations qui étaient à peu près entièrement dissipées, que pour un état de faiblesse dont elle se plaignait, surtout de l'estomac, quoiqu'elle eût toujours bon appétit. Elle avait le visage plus plein, le teint plus clair et bon; le pouls était souple et calme, sa voix beaucoup plus forte, et comme je l'ai dit, les palpitations à peine sensibles, rares et avec des intervalles de plusieurs jours sans se faire sentir. Elle avait pris jusqu'à douze pilules par jour, et n'avait éprouvé que deux ou trois fois quelques éblouissemens. Je prescrivis un mélange de sirop de quinquina et de valériane, de teinture de quinquina, d'éther et d'eau de fleurs d'oranger, pour en prendre deux ou trois cuillerées dans la journée, avant les repas, et quarante-huit nouvelles pilules que mademoiselle Blencfort me demanda, pour en prendre pendant quelques jours encore , les suspendre ensuite et les reprendre au besoin , parce qu'elle devait partir pour la campagne.

XXXe. O BSERVATION.

Palpitations invétérées , par suite d'un effort violent ; bons effets de la digitale et d'une application de sangsues.

Un officier du cinquième régiment de la garde royale, âgé de trente-quatre ans, commença, en 1815, après un effort considérable pour soulever un fardeau très-lourd, à éprouver une douleur vive dans la partie droite de la poitrine, avec une espèce de suffocation, puis des palpitations vives et fréquentes, qu'il a , depuis lors, toujours ressenties plus ou moins, en continuant son service militaire. Cet officier vint me consulter, le 28 mars 1822. Le pouls était assez fréquent, concentré, irrégulier, avec des pulsations fortes et fréquentes, dont quelques-unes étaient beaucoup moins prononcées que les autres. Les battemens du cœur étaient beaucoup plus manifestes à droite, et se prolongeaient jusqu'à la partie antérieure et inférieure de la poitrine, et au creux de l'estomac où ils étaient douloureux. Ils n'étaient presque pas sensibles à la partie gauche, ce qui annonçait que l'affection du cœur avait son siége dans le ventricule droit. Les impressions morales pénibles augmentaient beaucoup l'état de souffrance et la gêne de la respiration. Je prescrivis des pilules d'un grain de digitale et de deux grains de camphre, avec une application de douze sangsues à l'anus, à cause de quelques atteintes hémorroïdales ressenties antérieurement, et de la sensation douloureuse de l'estomac. Cet officier revint le 4 avril. Jusqu'au 3, il avait éprouvé un très-grand soulagement, et ses palpitations étaient devenues à peine sensibles. Il se louait également de la digitale et des sangsues, qu'on lui avait déjà appliquées auparavant sur la poitrine ou l'estomac, mais avec un soulagement seulement momentané. Ce même jour (3 avril) un changement subit de la température, du froid au doux, avait amené un retour de fatigue et une partie des mêmes symptômes qu'auparavant; ce qui arrivait constamment au malade par les changemens quelconques de l'atmosphère. Déjà ce retour de fatigue s'était calmé, et l'officier se félicitait, au surplus, du résultat du traitement que je lui avais prescrit, et auquel j'avais ajouté les bains un peu chauds. Il me dit que jusqu'à cette époque, ces bains lui avaient toujours fait éprouver un resserrement pénible de la poitrine, qu'il n'avait pas ressenti dans les

derniers qu'il venait de prendre. Il désira lui-
même continuer l'usage des pilules dont je prescrivis une quantité plus considérable, parce qu'il
devait s'absenter de Paris.

- - - - - - -

XXXIe. Observation.

*Palpitations pénibles, par suite d'un violent
chagrin, plus fortes après plusieurs évacuations sanguines, et guérison prompte.*

Madame R., institutrice, rue du Bac, à Paris, âgée
de cinquante-six ans, et ayant cessé d'être réglée
à quarante-cinq ans, éprouva un violent chagrin,
par la perte d'une fille chérie. Ce chagrin, auquel
rien ne pouvait faire diversion depuis deux ans,
produisit des resserremens spasmodiques habituels dans l'épigastre, et bientôt un désordre
dans les mouvemens du cœur. Il survint des palpitations très-pénibles, qui étaient ordinairement
plus fortes le soir, et la malade ressentait alors
une grande anxiété. Elle consulta quelques personnes de l'art, qui ne lui prescrivirent que des
boissons calmantes et quelques saignées ou applications de sangsues, qui l'affaiblirent sans la
soulager. Les palpitations, l'état d'anxiété et le
malaise général ne firent qu'augmenter. Cette
dame vint me consulter le 11 avril 1822. Elle

était très-fatiguée et essoufflée par la marche peu longue qu'elle venait de faire ; son pouls était intermittent, avec des pulsations irrégulières relativement à leur force, et des palpitations fréquentes, tantôt fortes, tantôt plus obscures, et ne s'achevant pas franchement. La physionomie portait l'empreinte de la souffrance et de l'anxiété ; et la constitution de la malade paraissait délicate et affaiblie par cet état pénible.

Dans ce mélange d'irritabilité spasmodique, fixé sur l'appareil central de la circulation, et de tendance à la débilité de tout le système, je me bornai à prescrire d'abord des pilules d'un tiers de grain de digitale et d'un grain et demi de camphre, du petit-lait nitré chaud, avec du sirop de fleurs d'oranger pour le matin, et des bains de jambes sinapisés pour le soir. Madame R. ne se mit à ce traitement que le 13, en débutant par deux pilules par jour. Le 15, elle commença à éprouver un soulagement très-sensible, et les palpitations parurent déjà se dissiper. Le 18 était l'anniversaire de la mort de sa fille : cette circonstance et les actes religieux auxquels elle donna lieu ramenèrent le trouble nerveux et des palpitations qui furent cependant moins fortes qu'auparavant. Madame R. vint me voir ce jour-là même, et malgré l'état moral où elle se trouvait, le pouls était plus souple, plus naturel, par conséquent les battemens du cœur plus calmes et plus égaux. Elle était à la fin de ses premières pilules dont le nombre avait été porté à six par jour. Elle en avait elle-même commandé d'autres, qu'elle prit progressivement jusqu'à neuf dans la journée.

Du 22 au 25, madame R. devint très-enrhumée, et discontinua ses pilules et le petit-lait. Les palpitations étaient à peu près entièrement disparues, et cette dame n'en avait ressenti momentanément d'assez fortes encore que par l'effet d'un trouble moral qu'elle avait éprouvé.

Le 25, troisième prescription de pilules, d'un grain de digitale et d'un grain et demi de camphre, qui ne devaient être reprises que lorsque le rhume serait passé. Tisane d'orge, de jujubes et de réglisse.

Le 3 mai, madame R. avait pris dix-sept des dernières pilules sur vingt-quatre. Elle avait éprouvé une fatigue d'estomac et des pesanteurs de tête, avec quelques étourdissemens et une faiblesse générale, soit occasionée par les pilules, soit qu'elle tînt à un reste d'impression catarrhale ; mais cette dame ne ressentait plus de palpitations, ou du moins, elle n'en avait, pour ainsi dire, que des souvenirs, et son pouls était fort naturel. Je lui conseillai d'achever ses pilules, en se bornant à deux par jour, et de prendre des infusions de feuilles d'oranger et de camomille.

Le 23 mai, madame R. éprouvait encore une faiblesse d'estomac avec des amertumes de la bouche, qu'elle croyait devoir attribuér aux dernières pilules ; mais ses palpitations étaient dissipées ; et, quoique sa sensibilité eût été fort émue par différentes causes, elle n'avait ressenti que des serremens de cœur sans ces palpitations qui étaient si pénibles auparavant, dans de semblables circonstances. Elle avouait qu'elle s'en croyait définitivement débarrassée, si rien ne venait la troubler. Je lui prescrivis un mélange de sirop de quinquina et de valériane, d'eau de fleurs d'oranger et d'éther, pour en prendre deux ou trois cuillerées par jour, et je lui conseillai de revenir aux pilules de digitale, si elle éprouvait des retours de palpitations.

XXXIIe. OBSERVATION.

Palpitations par suite d'affections nerveuses, de douleurs vagues et de peines morales; mauvais effets de l'application des sangsues; et guérison prompte par la digitale et les antispasmodiques.

M. B....., ingénieur géographe, âgé de vingt-cinq ans, d'une bonne constitution, mais très-sujet à des douleurs vagues dans les articulations des membres, à des affections nerveuses, sous les formes de *vapeurs*, ou de sensations doulou- reuses fixes et circonscrites sur les différentes parties de la tête, surtout du côté gauche, à la suite d'un refroidissement essuyé sur cette partie, était aussi très-facile à être impressionné par la moindre cause. Il commença, il y a deux ans, à éprouver des resserremens douloureux dans la région du cœur, avec gêne de la respiration, des anxiétés et d'autres malaises très-pénibles, par l'effet d'une inclination malheureuse, et surtout du chagrin que lui causa la perte de son père, mort d'une angine de poitrine compliquée de palpitations du cœur. Cette analogie avec ses souffrances augmentait beaucoup son inquiétude. On avait employé différens moyens qui n'avaient produit que peu ou point d'effet; entre autres plusieurs applications de sangsues à l'anus, qui n'avaient procuré qu'un soulagement très-mo- mentané, et qui avaient beaucoup affaibli le malade, au point qu'après la dernière il avait de la peine à marcher. M. B. vint me consulter le 31 mars 1822. Le teint était pâle, le pouls à peu près naturel pour la fréquence, mais gêné, con- centré, irrégulier; les pulsations du cœur rapi- des, mais incomplètes, ou présentant de l'hési- tation avec des intermittences; de sorte que les palpitations, toujours plus vives par la moindre fatigue physique ou morale , étaient, dans ce moment , plutôt sourdes, irrégulières, quoique fréquentes, que fortes et étendues. La région du cœur était douloureuse par une sensation de resserrement très-pénible.

Dans cette espèce de palpitations , assez analogues à quelques-unes de celles dont j'ai donné l'observation, je jugeai également à propos de commencer par rompre et dissiper l'état spasmodique fixé opiniâtrement sur l'appareil du cœur, plutôt que de chercher à calmer simplement et immédiatement le trouble de cet organe par des substances seulement sédatives. Je prescrivis des pilules composées de deux grains de camphre, d'un grain de castoreum et d'un tiers de grain de digitale, pour en prendre deux le premier jour , puis trois, en augmentant progressivement le nombre jusqu'à six, pour cette première prescription. Je mis, en outre, le malade à l'usage des infusions de feuilles d'oranger et de tilleul, à prendre principalement dans son lit, le matin, et des bains de jambes avec la moutarde, d'une heure au moins de durée.

M. B. revint le 7 avril, gai et se trouvant beaucoup mieux , n'éprouvant presque plus ses douleurs, ses palpitations et ses resserremens. Il avait fini ses pilules, et en avait fait faire lui-même de nouvelles. Depuis quelque temps il avait reçu l'ordre de se rendre dans l'un des départemens voisins, pour y faire ses opérations, relatives au cadastre militaire, et il avait été obligé de prolonger son séjour à Paris, à cause de ses souffrances. Il me dit qu'il se sentait assez bien pour partir le lendemain même, qu'il emporterait ses pilules, et qu'il les ferait renouveler au besoin, devant d'ailleurs m'écrire selon comme il se trouverait. Il revint me voir le 8 juillet. Il avait pris, dans ses courses, quatre-vingts pilules, en tout cent vingt, et jusqu'à dix par jour. Il n'avait senti des palpitations qu'une fois ou deux, se trouvant au milieu des incendies du département de l'Oise, et ayant lui-même couru des risques. La douleur qui, dès le principe, s'était fait sentir autour du cœur, était revenue par l'effet d'une extension longue et forcée du bras gauche, pour retenir un cheval fougueux, et elle s'était fixée tantôt près du cœur, tantôt sous l'aisselle et à la hanche gauche, puis s'était dissipée. Les palpitations avaient disparu depuis long-temps.

Les courses que faisait M. B. ne pouvaient qu'être très-favorables à son état, et contribuer à le guérir de ses souffrances; mais elles avaient été souvent pénibles; et le tableau des incendies, qu'il avait presque continuellement sous les yeux, lui avait fait éprouver des impressions capables de ramener chez lui le trouble dans les fonctions nerveuses, et par conséquent les accidens qu'il avait ressentis, et qui néanmoins n'eurent pas lieu. Je le revis le 15 août : il n'était plus question de palpitations ; et M. B., bien portant d'ailleurs, ne se plaignait que d'une douleur vers l'aisselle gauche, pour laquelle je lui conseillai un vésicatoire près de cette partie.

D'après les diverses observations que j'ai données, et celles qu'il me reste à faire connaître, on voit que le plus grand nombre des cas de palpitations est dû aux états nerveux ou spasmodiques : soit qu'ils règnent seuls, soit qu'ils s'associent à l'état pléthorique ou à une irritation vive, ou à un état de débilité, ou enfin à un mélange de débilité et d'irritation ou d'irritabilité. Sauf la pléthore sanguine, qui, par elle-même, peut produire les palpitations, dans tous les autres états du système c'est toujours le spasme par susceptibilité, par irritabilité, qui préside à ces accidens. On ne sera pas étonné de ce que j'avance, si l'on fait attention combien, depuis la révolution surtout, et dans l'état de nos mœurs, il est, dans la vie sociale et dans la vie privée, des causes diverses qui affectent le moral et mettent le désordre dans les fonctions de la sensibilité. Presque tous les cas de palpitations ou d'affections analogues du cœur que j'ai vus, avaient pour cause un état moral plus ou moins vif et concentré.

Que la cause des palpitations soit le résultat d'une affection rhumatismale, goutteuse, catarrhale, dartreuse, psorique, etc., la jetée apparente de ces diverses affections sur le cœur ne produira pas positivement ou nécessairement sur cet organe la gale, une dartre, un catarrhe, la goutte ou un rhumatisme proprement dits, peut-être ces deux dernières exceptées, attendu que la forme d'une maladie est souvent en raison de la nature de la partie qu'elle affecte : mais c'est l'irritation, principe de ces maladies, leur élément essentiel, primitif ou secondaire, si l'on veut, pour celles qui naissent d'un virus, qui, par une cause quelconque, est déviée sur le cœur, sur ses annexes, ou sur les plexus nerveux, sous la dépendance desquels ils se trouvent, et qui y occasione une irritation vive, une inflammation plus ou moins active, et plus ou moins susceptible d'être dissipée par la digitale seule, ou simultanément avec d'autres moyens convenables.

Très-souvent l'on croit devoir attribuer à cette déviation de l'une des maladies ci-dessus les accidens graves et brusques qui se développent sur le cœur, comme sur d'autres organes ; tandis qu'ils ne sont que le résultat d'un spasme violent, te-

nant à une autre cause, c'est-à-dire, à une affection morale vive et concentrée. Celle-ci peut bien,
sans doute, appeler sur le cœur un principe rhumatismal, goutteux, etc., existant dans le système; mais l'état spasmodique peut, seul aussi,
suffire pour produire ces mêmes accidens. Dans
de semblables circonstances, le médecin peut
bien être sûr que le moral chez le malade, a été, ou
est encore vivement affecté, lors même que le
silence ou la dénégation de ce malade, ou la dis-
crétion à ne pas trop le questionner à cet égard,
ne permettent pas d'en être pleinement convaincu. On doit sentir combien il est important
pour le traitement de savoir à quoi s'en tenir à
ce sujet.

XXXIIIᵉ. OBSERVATION.

*Gêne extrême des mouvemens du cœur, avec
une grande anxiété, par un état spasmodique violent, sous les apparences d'une affection goutteuse déviée sur cet organe; prompte
disparition des accidens.*

Madame la vicomtesse de V....., demeurant
rue de Grenelle, faubourg Saint-Germain, âgée
de près de soixante ans, d'une constitution assez
pléthorique, et douée d'une sensibilité et d'une

susceptibilité nerveuse extrêmes , était, depuis long-temps , sujette à la goutte dont elle avait éprouvé plusieurs attaques sur les pieds et sur les mains, pendant son émigration en Angleterre. Cette goutte s'était aussi portée plusieurs fois sur l'estomac, d'où elle avait été détournée par des eaux spiritueuses, telles que celle dite *des Jacobins*, ou par d'autres. Depuis quelques années elle s'était fixée sur les différentes parties du côté gauche du corps, où elle avait fini par prendre la forme sciatique, quelquefois très-douloureuse.

Dans le mois d'avril 1822, je fus appelé en consultation par madame de V....., qui souffrait beaucoup de cette douleur dans toute la partie extérieure de la cuisse, jusqu'au dessus de la hanche. On avait employé différens moyens, entre autres des applications de sangsues, qui ne l'avaient soulagée que momentanément, quoiqu'elles parussent très-indiquées par la constitution de cette dame, dont le visage était habituellement coloré. Mais alors l'ensemble du système annonçait plutôt une disposition à l'atonie qu'à un surcroît d'excitation. Je conseillai l'application d'un large vésicatoire sur la partie externe de la cuisse malade, avec une tisane de salsepareille et de réglisse. Ce vésicatoire produisit de suite une irritation extrêmement vive et presque intolérable sur la partie où il était appliqué, et une plaie d'un rouge très-foncé, avec une grande sensibilité à sa surface ; ce qui annonçait que l'affection ou l'irritation goutteuse s'était concentrée sur cette partie : aussi la douleur de toute la cuisse et de la partie gauche du corps disparut-elle promptement. Madame la vicomtesse de V..... en fut quitte pour souffrir beaucoup de ce vésicatoire pendant quelques jours, se trouva bien d'ailleurs, et alla passer quelques mois à la campagne. Elle fut éprouvée par les fortes chaleurs qui lui sont contraires, et elle ressentit des peines morales qui exercèrent sur elle une grande influence. Etant revenue à Paris avec ces dispositions morales et physiques, madame de V..... fut atteinte, dans les premiers jours de septembre, d'une gêne considérable de la respiration, d'un resserrement douloureux de la poitrine, d'une douleur vive et transversale à la partie inférieure de cette capacité, et d'un sentiment pénible d'oppression dans la région du cœur. Les battemens de cet organe étaient gênés, incomplets et fréquemment suspendus pendant quelques secondes, ou s'opéraient par des palpitations vives et momentanées. La tête était très-douloureuse et lourde. Madame de V... était depuis plusieurs jours dans cette situation qui ne faisait qu'empirer, lorsqu'elle me fit ap-

peler de nouveau. Je la trouvai dans un état d'inquiétude et d'anxiété extrêmes : elle se plaignait
d'avoir toutes les extrémités froides, ainsi que
la cuisse et la jambe gauche très-engourdies. La
douleur de la région du cœur était plutôt obtuse
et compressive, que vive et lancinante ; le pouls
était faible, lent, petit et fréquemment intermittent. Il survenait, à chaque instant, des efforts
de vomissement très-pénibles, et qui n'amenaient
que des flegmes insignifians, la malade n'ayant
pris, pour ainsi dire, que des bouillons depuis
quelques jours. Il se présentait un autre phéno-
mène assez singulier : la vue était très-obscurcie ;
sans douleur ni aucune affection apparente des
yeux, et madame de V.... disait ne pas m'aper-
cevoir pour ainsi dire, quoique ce fût en plein
jour, et que sa chambre fût bien éclairée. Enfin
elle était dans un tel état d'anxiété, et si frappée
de sa position, qu'elle se croyait continuellement
au moment d'expirer. On lui avait appliqué deux
fois les sangsues, d'abord aux jambes, puis der-
rière les oreilles, sans autre soulagement que
celui de la douleur de tête, et sans aucun amen-
dement des autres accidens qui, au contraire,
devenaient plus graves, avec une sensation de
faiblesse plus considérable.

Il est à propos d'observer ici, comme j'ai déjà
eu l'occasion de le faire dans de semblables cir-

constances, que ces deux applications de sangsues, qui paraissaient si bien indiquées d'ailleurs,
dont madame de V. avait fait usage d'autres fois
avec succès, en calmant seulement la douleur
de tête, avaient affaibli l'ensemble du système,
puisque cette dame disait avoir eu ensuite de la
peine à se soutenir, quoiqu'il n'y eût eu que
quinze ou seize sangsues appliquées, et que l'é-
vacuation de sang n'eût pas été bien copieuse.
C'est ce qui ne peut s'expliquer, chez une personne d'une bonne constitution d'ailleurs, que
par une disposition à l'atonie, alors prédomi-
nante par l'effet des souffrances physiques ou morales, surtout quand elles se trouvent réunies : et
cette disposition à l'atonie, sous l'influence d'un
état nerveux ou spasmodique prédominant, est
encore augmentée par les évacuations sanguines,
ce qui est une vérité bien reconnue. C'est à quoi
l'on ne veut point faire attention aujourd'hui ; et
quand les saignées ou les sangsues n'ont point eu
de résultat avantageux (heureux encore si l'on
n'y insiste pas), on croit avoir tout fait, et l'on dit
alors que *c'est nerveux, qu'il faut que le malade se distraie*...... Quelle ressource, dans des
situations pénibles, même alarmantes, telle que
celle où se trouvait madame la vicomtesse de V.

Je ne vis dans cet ensemble de symptômes
graves qu'un véritable état de spasme violent et

concentré sur la région du cœur, soit par une suite de l'affection goutteuse, soit plutôt par l'effet d'une émotion morale profonde (ce qui me fut ensuite confirmé), avec un état d'atonie de tout le système nerveux cutané et des extrémités. Quoique le médecin ordinaire de madame de V., chez lequel on envoya inutilement, ne fût pas présent, je ne crus pas devoir, pour attendre notre réunion qui ne pouvait plus avoir lieu que le soir ou le lendemain, laisser cette dame livrée à ses souffrances, sans chercher à la soulager : je prescrivis un bain avec demi-livre de moutarde, dans lequel on mit les jambes de la malade, sans la sortir de son lit; en même temps une potion composée d'eaux de menthe et de fleurs d'oranger, de cinquante gouttes de teinture de castor et d'éther, d'un gros de teinture de valériane, et d'une once de sirop de sthœcas. Ce ne fut qu'avec beaucoup de peine que je pus déterminer madame de V. à laisser mettre ses jambes dans le bain, parce que dans ce moment elle était plus fatiguée par les efforts de vomissement qui étaient comme convulsifs. D'un autre côté, voyant qu'il y avait dans la potion de l'éther dont l'odeur lui déplaît, elle montrait beaucoup de répugnance à en prendre ; ce qui me détermina à rester auprès d'elle, pour lui faire faire ce qui convenait, d'autant plus que l'on m'avoua que ni l'un ni l'autre des moyens prescrits n'auraient été employés, soit à cause de l'appréhension et de la répugnance de la malade, soit pour ne pas la contrarier, en la voyant si fatiguée.

Il faut que les médecins sachent ne pas se donner toujours l'air d'être si accablés de malades, qu'ils ne puissent bien rester une heure auprès de celui qui est en danger, ou qui souffre beaucoup : ce ne sera souvent qu'à cela qu'ils devront leurs succès.

Au bout de quelques minutes que madame de V. fut dans le bain, et qu'elle eut pris trois cuillerées de sa potion, à très peu d'intervalle les unes des autres, la détente commença à s'opérer; il se déclara une moiteur générale, avec une grande chaleur aux mains, et la transpiration fut abondante. Le pouls redevint souple et large; les efforts de vomissement disparurent entièrement; la vue se rétablit, et le calme fit place à cette scène, si pénible quelques momens auparavant. Madame de V., sentant que la potion lui faisait du bien, en demandait elle-même et la prenait avec plaisir. Après être restée plus d'une heure dans le bain de jambes, elle fut replacée dans son lit, couverte convenablement, afin de soutenir la transpiration, en continuant de prendre de sa potion et quelques tasses d'infusion de fleurs de tilleul et de sureau.

Tous les accidens étaient dissipés, et il n'y avait plus dans la région du cœur qu'un reste de sensation de la fatigue précédente; mais la jambe gauche avait été saisie tout à coup d'une douleur assez vive, qui fut dissipée par des frictions avec de l'eau de Cologne. La transpiration dura tout le reste de la journée, et la nuit fut bonne, quoique sans beaucoup de sommeil.

Le lendemain, madame la vicomtesse continuait à être bien, n'éprouvant qu'un peu de douleur sourde dans la région du cœur; mais elle était faible, et craignait continuellement le retour des mêmes accidens. Cependant elle resta levée une partie de la journée, quoiqu'elle ne se fût décidée à sortir de son lit qu'avec beaucoup de peine et de crainte. Elle prit quelques légers alimens et du café que je lui conseillai, puis dormit presque toute la nuit.

Madame de V. continua à se trouver mieux, quoiqu'éprouvant toujours de l'inquiétude par la crainte du retour de ses suffocations, plutôt que par un état de souffrance réelle. Il ne lui restait que quelques impressions de ses douleurs précédentes sur le côté gauche, et parfois momentanément sur la région du cœur. Le troisième jour, elle fit une promenade en voiture, s'en trouva bien, et mangea avec plaisir, à son retour. Elle renouvela ces promenades les jours suivans, toujours avec le même succès, quoiqu'elle ne les entreprît qu'avec appréhension. Le mauvais temps l'ayant forcée de les suspendre pendant quelques jours, elle fut un peu plus fatiguée, et éprouva des resserremens de poitrine assez fréquens, soit par la cessation de ces exercices, soit par l'effet d'une température vive et humide, survenue tout à coup, et qui, l'obligeant de rester chez elle, la mettait dans le cas de se livrer davantage à ses inquiétudes. Elle ressentit sur le pied gauche des atteintes de goutte assez vives, pendant lesquelles elle se sentait la poitrine dégagée. Depuis long-temps elle n'avait point eu d'accès de goutte sur les extrémités inférieures, et si une attaque peut s'y manifester franchement d'après les moyens employés pour cela, il n'est pas douteux que madame la vicomtesse de V. ne soit entièrement délivrée des autres souffrances qu'elle éprouvait, pourvu que de nouvelles secousses morales ne les rappellent pas sur le cœur.

L'observation suivante présentera encore un exemple d'affection grave du cœur et de palpitations pénibles, par un état de spasme opiniâtre et d'atonie dans l'appareil central de la circulation, avec guérison assez prompte, également sans le secours de la digitale. Cette plante, comme je l'ai déjà dit, ne convient pas dans les palpitations avec affaiblissement du système en général, ou de l'organe principal de la circulation ; et dans certains cas de palpitations, comme celles dont les observations 27, 29, 32 et 34, offrent des exemples, elle ne peut être administrée qu'à des doses bien faibles en commençant, et associée à d'autres substances antispasmodiques un peu excitantes.

XXXIVe. Observation.

M. B....., professeur au collége d'Etampes, âgé de trente-quatre ans, et doué d'une grande susceptibilité nerveuse, avait été sujet, dès sa jeunesse, à éprouver quelques battemens du cœur plus fréquens par intervalles, sans aucune altération dans sa santé, et sans en être fatigué dans ses occupations et ses exercices ordinaires. Il lui survint, il y a cinq ou six ans, un sujet de trouble et de chagrin dont il fut si affecté, qu'il en eut la jaunisse pendant quelque temps. Il éprouva ensuite, à deux ou trois intervalles, des atteintes d'hémorroïdes qui ne fluèrent point ; et il essuya, il y a près de deux ans, une maladie grave et longue qui, en raison de la faiblesse dans laquelle elle le laissa, ne fit qu'augmenter sa susceptibilité nerveuse. Il s'y joignit une affection morale, vive et concentrée, sous l'influence de laquelle il resta assez long-temps, et qui rendit les palpitations du cœur beaucoup plus fortes et plus fréquentes. Outre ses fonctions de professeur, M. B. se livrait à un travail de cabinet assidu et relatif à un ouvrage profond et abstrait, sur l'origine des langues, ce qui ne tendait qu'à aggraver l'affection du cœur : aussi les palpitations devinrent-elles continuelles et extrêmement pénibles. Le malade éprouvait beaucoup de peine à marcher pendant quelques minutes, surtout par un plan ascendant, et il ressentait alors une très-grande anxiété.

M. B. n'avait employé jusqu'ici contre cette maladie que quelques moyens à peu près nuls, et deux applications de sangsues, l'une à l'anus, et l'autre sur la région du cœur, lesquelles, malgré une évacuation de sang abondante chaque fois, ne lui avaient procuré aucun soulagement sensible, et l'avaient plutôt affaibli. La dernière de ces applications de sangsues ne datait que de trois semaines.

M. B., d'après la lecture de cet ouvrage, vint exprès à Paris pour me consulter, le 14 mai 1822. Il s'était rendu chez moi en voiture sans être plus fatigué ; mais, pour avoir monté l'escalier d'un premier seulement, il fut extrêmement oppressé et dans un état d'anxiété considérable. Son pouls, à peine sensible, était précipité, de même que les battemens du cœur, également fort petits et obscurs. Le malade, en parlant,

était obligé de faire des pauses très-fréquentes,
et d'allonger le cou en le redressant, comme pour
donner plus de développement à sa poitrine. Le
pouls resta aussi petit, aussi obscur pendant une
demi-heure environ ; ensuite il se développa un
peu plus, fut plus calme et assez régulier. La
face était blème, attérée et portait l'impression
de la souffrance et de l'inquiétude. D'ailleurs
M. B. ne se plaignait d'aucun autre mal : il man-
geait avec assez d'appétit, mais il était obligé de
se tenir dans le plus grand calme pendant le travail de la digestion, qui augmentait toujours les
palpitations.

La première indication me parut être de rompre l'état de spasme habituel qui entravait les
fonctions du cœur, plutôt que de ralentir ses
mouvemens déjà trop faibles, par des moyens
sédatifs telle que la digitale. En conséquence, je
prescrivis 48 pilules, composées de deux grains
de valériane en poudre, d'un grain de camphre
et de castoreum, et d'un quart de grain d'extrait
d'opium, pour en prendre neuf par jour, ainsi
que du petit-lait chaud avec de l'eau de fleurs
d'oranger et du sirop de valériane, à prendre le
matin dans le lit ; et pour le soir, un bain de
jambes avec de la moutarde, afin de reporter les
mouvemens vers la peau, et d'exciter des moi-

teurs générales que l'on devait soutenir pendant une partie de la matinée.

Je n'avais point eu de nouvelles de ce malade, qui devait cependant m'instruire de l'effet du traitement, prescrit seulement pour quelques jours, afin de le modifier selon les circonstances ; et je craignais que ce traitement n'eût pas eu de résultat heureux, lorsque, le 18 septembre, je fus agréablement surpris de voir M. B. entrer chez moi avec toutes les apparences d'un homme bien portant. Sa figure, plus pleine et colorée, exprimait la satisfaction. Il venait de faire quinze lieues en voiture, et s'était rendu chez moi à pied, d'assez loin, sans être nullement fatigué, et ne présentant qu'un peu plus de fréquence momentanée dans les battemens du pouls. Il me dit qu'il avait été soulagé dès le début du traitement ; mais que lorsqu'il avait commencé à se trouver mieux, voulant reprendre ses fonctions de professeur, il n'avait pu rester dans son lit le matin, aussi long-temps qu'il l'eût fallu pour prolonger les moiteurs, ce qui avait retardé son rétablissement ; néanmoins, qu'après avoir achevé ses pilules, il n'avait pas été obligé de les faire renouveler, et qu'en suivant, autant qu'il lui avais été possible, les conseils que je lui avais donnés, il avait continué à aller de mieux en mieux, et qu'il s'était trouvé en état de se livrer entièrement à ses occupations.

Pendant deux jours que M. B. resta à Paris, il fut continuellement en course, et il en fit de très-longues, pour lesquelles il ne prit une voiture que lorsqu'il était pressé. J'achevai de le rassurer sur la crainte qu'il avait encore d'une lésion essentielle du cœur, et par conséquent du retour de ses souffrances. Cependant, pour détruire les dispositions qui pouvaient lui en rester, je lui prescrivis de nouvelles pilules, qu'il devait prendre au besoin, en continuant d'ailleurs, avec plus ou moins de sévérité, le régime déjà prescrit. Ces pilules étaient composées de deux grains de camphre, d'un grain de safran oriental, d'un tiers de grain d'extrait de jusquiame, et d'un huitième de grain d'opium.

J'aurais encore à citer d'autres cas de palpitations qui ont été dissipées en peu de jours, totalement ou en grande partie : mais ces cas se rencontraient chez des personnes éminemment sensibles, continuellement ou presque habituellement sujettes à des assauts de cette sensibilité, ou d'une irritabilité nerveuse par la moindre cause, ce qui donnait lieu aux retours des accidens : ou bien, ces malades se dégoûtaient trop tôt des remèdes, des privations et du régime nécessaires ; de sorte que les mêmes causes ayant toujours lieu, ou se renouvelant trop fréquemment, les accidens se renouvelaient aussi, et l'on ne pouvait plus les combattre avec un succès complet. Ce sont de ces cas où la prudence du médecin doit se tenir dans une sage réserve, pour ne pas discréditer injustement un moyen encore peu répandu, et pour ne pas jouer avec le mal, par des doses trop considérables d'un remède qui exige de la circonspection dans son emploi : il vaut mieux le suspendre que le continuer inutilement, et avec des chances d'inconvéniens plus ou moins graves. Parmi les exemples de ce genre, que j'ai rencontrés, je me bornerai au suivant.

XXXVe. Observation.

La dame F....., demeurant rue Sainte-Marguerite, à Paris, était, depuis plusieurs années, atteinte de symptômes de phthisie, qui, depuis trois ans, l'avaient fait condamner par plusieurs médecins à une mort prochaine. Appelé pour lui donner des soins, dans l'automne de 1820, je lui trouvai des signes assez prononcés d'une phthisie trachéale, avec une fièvre habituelle, des douleurs à peu près constantes dans la poitrine, et une très-grande susceptibilité nerveuse, qui entretenait ces symptômes, soumis d'ailleurs à une affection catarrhale opiniâtre. La malade se plaignait aussi de palpitations du cœur, vives et très-fréquentes. Sa position peu heureuse et sa grande susceptibilité morale la tenaient dans un état d'irritation continuelle. Je ne m'occupai d'abord qu'à combattre l'affection phthisique qui semblait faire des progrès rapides. Je parvins bientôt à calmer, et ensuite à dissiper les principaux symptômes de cette maladie, qui se renouvelèrent plusieurs fois dans le courant de 1821, et parurent toujours réduits à peu de chose.

La malade était assez bien, et se croyait guérie de son affection de poitrine, dont elle conservait néanmoins le germe, toujours entretenu par ses affections morales et sa grande irritabilité. Dans l'automne de 1821, elle se plaignit plus particulièrement de ses palpitations, qui étaient en effet plus fréquentes, plus fortes, et qui lui causaient une gêne extrême de la respiration, une grande anxiété, surtout lorsqu'elle montait son escalier, et après avoir mangé. Je lui prescrivis des pilules d'un grain de digitale seulement. Dès le second jour, les palpitations diminuèrent, et le quatrième, la dame F. étant alors à cinq pilules par jour, elles cessèrent à peu près entièrement. Mais, peu de jours après, de nouvelles secousses morales les rappelèrent et les entretinrent par une continuité de trouble que la malade ne pouvait pas maîtriser. Alors la digitale ne produisant plus que très-peu d'effet, je cessai de la donner, en ajournant cette dame à une époque plus favorable pour en reprendre l'usage.

Il ne serait donc pas raisonnable, dans beaucoup de circonstances, d'accuser la digitale de ne produire que des succès incomplets, ou de n'en produire aucun, lorsque ce défaut ou cette insuffisance d'action dépendent entièrement du défaut de raison, ou d'une autre disposition morale des malades, trop difficile à surmonter.

D'un autre côté, à part des circonstances particulières, telles que celles que je viens de citer, ou d'autres qui ont pu rendre son effet nul, lorsqu'elle était d'ailleurs bien indiquée ; à part aussi les variétés des palpitations auxquelles elle ne convient pas, et que j'ai suffisamment signalées, je suis convaincu que la digitale n'a souvent produit aucun résultat avantageux, que parce que l'on a administré d'autres espèces de cette plante, au lieu de la digitale *pourprée* qui est la seule sur laquelle on puisse bien compter, quoique plusieurs auteurs attribuent la même propriété aux autres variétés, à la jaune surtout. Ces méprises, comme beaucoup d'autres de ce genre, à l'égard de plusieurs substances médicamenteuses, sont arrivées souvent, et peuvent avoir lieu tous les jours. C'est pourquoi les médecins ne pourront mettre trop d'attention à s'assurer que la digitale qu'ils emploieront, sera véritablement la *pourprée*, recueillie dès que les fleurs commencent à paraître, et séchée avec beaucoup de soin. Je suis porté à croire, comme d'autres médecins, que de toutes les préparations de cette plante, la plus sûre est la simple poudre des feuilles, à laquelle je m'en suis tenu généralement. Celle-ci n'est d'ailleurs point sujette aux altérations que peuvent faire subir à la plante les mélanges divers, les digestions alcooliques ou autres, et la chance, attachée à ces préparations, de vieillir dans les pharmacies.

La teinture de digitale, que l'on donne également à l'intérieur avec succès, est aussi employée en frictions dans les hydropisies; quelquefois avec avantage, et souvent inutilement.

Lorsque la digitale en poudre, prise intérieurement, n'aura produit aucun effet, je ne crois pas qu'on puisse en obtenir de son emploi à l'extérieur.

Du régime indiqué par les palpitations du cœur.

Le régime des personnes atteintes de palpitations, doit être relatif à l'espèce, à la nature de ces palpitations. Si elles sont fortes et pour ainsi dire continuelles; si les malades éprouvent une chaleur, une irritation générales, une altération habituelle; si les urines sont rouges, circonstances qui exigent les émissions sanguines, ils doivent se tenir à une diète assez austère, s'abstenir des viandes, du vin, des liqueurs, du café, etc., de tout travail ou exercice du corps et de l'esprit. Ils doivent ne parler que très-peu et bas, éviter tout ce qui peut les émouvoir, et se mettre à l'usage des boissons tempérantes, calmantes, relâchantes, telles que l'eau de veau, de poulet avec du jus de citron, le petit-lait, la limonade simple et non cuite, ou avec l'écorce, les eaux de Seltz, etc.

Si les palpitations tiennent à un état de spasme atonique; si les malades sont pâles, plus ou moins faibles, d'une constitution délicate; si les urines sont limpides, presque comme de l'eau, le régime sera un peu tonique, sans être stimulant : ainsi, parmi les viandes, la volaille et le mouton, les autres alimens nourrissans et de facile digestion, pris modérément, le vin, coupé avec de l'eau, même un peu de café, doivent former ce régime. Les malades doivent faire de l'exercice, des promenades par un temps sec et chaud, autant que leurs forces le leur permettront, c'est-à-dire, de manière à ne se fatiguer que légèrement, à pied, en voiture découverte ou à cheval. Si les pieds sont habituellement froids, on cherchera à y maintenir la chaleur par des chaussures en laine et des souliers épais. Les malades resteront au lit une partie de la matinée, et tâcheront d'y avoir une moiteur douce et générale, en prenant alors quelques tasses d'infusion de tilleul, de feuilles d'oranger, de mélisse, de fleurs de sureau, ou du petit-lait chaud avec de l'eau ou du sirop de fleurs d'oranger. Ils se feront faire, dans le lit, des frictions aux jambes, aux cuisses, aux bras et aux épaules. Ils rechercheront les occasions de se distraire, de s'égayer, s'ils ont des peines morales ; et, dans tous les cas, ils se maintiendront le plus possible dans un état de calme du cœur et de l'esprit : ce dernier précepte est d'une nécessité indispensable pour la guérison.

Entre ces deux régimes, pour ainsi dire opposés, il est des nuances analogues à celles que l'on rencontre fréquemment entre les deux espèces de palpitations auxquelles ils se rapportent, tel qu'un mélange des deux états de faiblesse et d'irritation, fixées en même temps sur l'appareil central de la circulation, ou dominant, l'une dans un organe, et l'autre dans le reste du système. Il serait trop long de décrire toutes ces nuances diverses, et il est moins facile de le faire que de les saisir par un coup d'œil exercé. Dans tous les cas, le régime doit alors se rapporter plus ou moins aux deux variétés des palpitations du cœur que je viens d'exposer.

Je terminerai par une observation sur les méprises graves que l'on peut commettre relativement aux palpitations.

XXXVIe. OBSERVATION.

Palpitations du cœur par simple état nerveux, prises et traitées pour un véritable anévrisme.

Madame C...., demeurant alors rue Neuve-Saint-Denis, à Paris, âgée de soixante ans, et d'une constitution extrêmement nerveuse et irritable, éprouvait depuis long-temps des peines morales qui ne firent qu'augmenter cette susceptibilité nerveuse. Dans le commencement de 1819, elle se trouva dans un état de malaise, de faiblesse, d'inquiétude générale et d'agitation pour la moindre chose. Elle ressentit aussi des palpitations dans la région du cœur, s'étendant vers l'estomac, ou, pour mieux dire, vers le centre épigastrique, avec une sensation de gêne et de resserrement douloureux sur cette partie. Inquiète sur sa situation, madame C... consulta un homme de l'art, d'une réputation étendue et méritée, qui, ne jugeant que d'après les palpitations, prononça que la malade était atteinte d'un anévrisme du cœur. Il prévint la famille qu'elle pouvait mourir d'un moment à l'autre, par la rupture de cet anévrisme; et en conséquence, il prescrivit un traitement très-rafraîchissant, soit intérieurement, soit par des applications de linges trempés d'eau, pour ainsi dire à la glace, sur la région du cœur, avec une diète sévère, et la recommandation expresse de ne pas sortir de son lit, et de n'y faire que le moins de mouvemens possibles. La malade était, depuis près de trois mois, sous le poids de cette condamnation à une existence aussi triste, jusqu'à son funeste dénoûment supposé, lorsque je fus engagé à la voir. Avant de pénétrer jusqu'à elle, on me prévint que ce jour-là même, ou la veille, le sinistre oracle avait encore été renouvelé : de sorte, me dit-on, que « d'un jour à l'autre, à chaque instant, nous craignons de la perdre. » Cependant le seul aspect du visage, qui n'offrait aucun signe d'anévrisme, mais seulement l'impression d'une tristesse et d'une inquiétude profondes, commença à me donner une idée moins défavorable de cette maladie, pour laquelle néanmoins on se disposait à en venir aux saignées du bras, afin d'employer dans toute sa rigueur la méthode de Valsalva. Le pouls était petit et concentré par l'effet

de la diète et de la faiblesse, mais assez régulier;
la respiration était naturelle, mais fréquemment
entrecoupée par l'état de resserrement ou de
spasme intérieur. La main, appliquée sur le cœur,
sentait des pulsations très-inégales et souvent
assez fortes. En appuyant sur la région de l'estomac, la malade y éprouvait une sensation douloureuse, qu'elle ressentait même fréquemment
sans cette pression.

Quoique le pronostic funeste, déjà porté plusieurs fois, et tout récemment renouvelé par un
homme d'un vrai mérite, m'en eût d'abord im-
posé, je restai néanmoins convaincu que cette
dame n'était pas atteinte d'un anévrisme, mais
seulement d'un état de spasme concentré sur la
région épigastrique, d'où il se propageait au
cœur, plutôt que d'appartenir à ce seul organe.

La famille, impatiente d'être rassurée, ne commença cependant à concevoir de l'espoir que
lorsque, sur mon invitation, la malade, sortie
de son lit, eut fait quelques tours dans sa chambre, sans éprouver d'autre fatigue que quelques pulsations du cœur un peu plus fréquentes,
qu'elle attribua, à ce qu'elle nous dit, à un sentiment d'appréhension plutôt que de souffrance.

Mon opinion était trop contraire à celle qui
avait été émise obstinément; celle-ci, le lendemain, fut encore renouvelée avec un ton d'au-

torité trop absolu, sur les observations faites d'après l'avis que j'avais manifesté, pour qu'une consultation que l'on me proposa, ne dût me paraître au moins comme très-inutile pour la science et pour la malade. Je ne pus me dispenser de faire connaître mon sentiment sur le traitement employé, qui tendait nécessairement à faire prendre une mauvaise tournure à l'état de madame C., en entretenant et concentrant de plus en plus l'état spasmodique, par l'accroissement de la faiblesse de tout le système, et par l'effet d'un pressentiment funeste qui, en planant autour de la malade, ne pouvait que se communiquer à elle. Je conseillai des boissons calmantes, diaphorétiques, qui produisirent d'abord une transpiration douce et soutenue. Ensuite, ne trouvant pas encore une véritable indication à l'emploi de la digitale, je prescrivis des pilules antispasmodiques de camphre, de castoreum et de valériane, lesquelles, avec quelques bains et une nourriture suffisante, mirent en peu de jours la malade en état de quitter le lit. Bientôt elle commença à se promener d'abord en voiture, puis à pied; elle put faire de longues courses sans se ressentir de son infirmité, et n'ayant éprouvé jusqu'à présent que des indispositions légères et momentanées par l'effet de sa grande susceptibilité nerveuse.

L'on voit combien il est facile de se méprendre sur la nature des affections du cœur, et de commettre des erreurs graves relativement au traitement qui leur convient, puisqu'une méprise de ce genre est faite, pendant plusieurs mois de suite, par un homme dont le nom est honorablement inscrit dans les annales de la science. Cette méprise n'a pu sans doute avoir lieu que par inattention : *quandoque bonus dormitat Homerus*. Les Homères en médecine se trompent aussi quelquefois : mais quel est le médecin, quel est l'homme qui peut se vanter de ne s'être jamais trompé ? Les savans les plus illustres n'ont pas été exempts de ce tribut envers la faible nature humaine ; et par l'aveu de leurs erreurs, ils ne sont devenus que plus recommandables en rendant cet hommage à la science et à la vérité. Les médecins surtout se doivent une indulgence réciproque :

Scimus, et hanc veniam petimusque, damusque vicissim.

HORAT.

CONCLUSION.

Il résulte des observations que j'ai données, que la digitale pourprée est un remède éminemment avantageux contre l'hydropisie de poitrine et les palpitations graves et opiniâtres du cœur ; qu'en général, sauf quelques cas de ces dernières affections, subordonnés à un état d'atonie, elle guérit complètement ces deux maladies, lorsqu'elles ne sont pas compliquées d'une lésion organique incurable ; que, même dans ce dernier cas, elle offre encore la précieuse ressource de semer, sur les pénibles et derniers pas de la vie, les illusions de l'espérance, par un soulagement réel, et de prolonger l'existence, dont chaque jour de plus est un nouveau bienfait à l'égard de ceux qui, pour eux-mêmes, n'ont pas abjuré les principes de la saine morale, et pour les autres, les sentimens qui naissent des liens du sang et de l'amitié.

FIN.

www.ingramcontent.com/pod-product-compliance
Ingram Content Group UK Ltd.
Pitfield, Milton Keynes, MK11 3LW, UK
UKHW021908070726
13613UKWH00001B/405